護眼，
從用對光開始

防3C藍害專家
教你保護眼睛的終極秘笈

清大教授、防3C藍害專家 周卓輝 　著

〈專文推薦〉

使用健康的光，
拯救人類與自然的根本

司馬庫斯頭目　Masay Sulung 馬賽蘇隆

《護眼，從用對光開始》

mlahang roziq ga, skahul squ blaq nqu pilaw qaniy.

　　人類史上第一個太陽光 OLED，改寫人類照明史的燭光 OLED 發明人周教授，榮幸能為他書寫即將推出的新書《護眼，從用對光開始》推薦文。自從司馬庫斯部落率先全球，成為第一個無藍害燭光照明示範部落時，那溫和友善的路燈，帶給部落長期守護山林土地的具體行動更加地落實，同時也是一種嶄新的方法與意義。此外，每當部落的天空進入暗夜，走在巷道內，除了能深刻感受到夜裡的寧靜和自然，不時也會想起周教授和他的團隊們所做出的貢獻，為此滿懷感恩，也因著你們，部落更加美麗和諧！

　　我想，選對光的開始，正是當今人類必要的需求之一，不但可減少對自然界生物的傷害，它同時能帶給人類朝向更健康的身心靈邁進。畢竟，從「司馬庫斯無藍害照明計畫」

的成效來看，部落設置的路燈，不曾再看見昆蟲死在燈下，部落的星空更是比以往更加的壯觀與清晰。我想這樣的益處，全歸功於周教授和他清大團隊多時的研究和用心，才能造就出人類當今的突破與方向。因此，朝向「友善光源」保護自然生態與自身健康，必須得從認識光害所帶來的影響開始；使用健康的光，除節省能源，亦是拯救人類與自然的部分根本。相信《護眼，從用對光開始》一書，能夠帶給讀者們更多的省思，以喚起人與自然最初的美好。

〈專文推薦〉

前所未見的「光害」

國立臺北科技大學校長　王錫福

　　一次偶然機會，聽到周教授在跟材料界的研究同儕分享，無所不在的藍光如何變成隱形的健康殺手，以及如何有效預防藍光對眼睛和身體的危害。當下我立刻請周教授推薦專利技術認證效果的防藍光眼鏡，身為人父，也希望從事資訊科技業，長時間守在電腦螢幕前工作的女兒，靈魂之窗能夠受到保護。

　　人類寶貴的視力，從來沒有如此大量暴露在藍光的威脅下。眼睛是非常容易老化，需要好好防曬的器官，假如有一天，需要在眼睛這麼精密、關鍵的部位動刀，相信很多人都會卻步。

　　周教授這一本書，融入許多貼近人心、引經據典的故事，帶領讀者穿梭時空，回到古人點燭夜讀的彼時，讓我們了解到，原來用燭光看書是夠亮的，甚至，連鑿壁借到的那一點點光來看書，也是沒問題的。更讓人明白，人類文明已進入藍光氾濫的時代，現在我們習慣的燈源，都點得太亮了，不分老少，很多大人、孩童都對 3C 上癮，難怪眼睛不適的

人會越來越多。

「看書，到底要多亮？」周教授率先問了這個問題，全世界都難以解答，目前科學家和眼科醫師也莫衷一是。他帶領清大材料系的研究生及曙光女中科學社的學生，歷經多年研究後完成這本護眼的葵花寶典，並清楚點出，原來許多眼睛的問題，就起源於「太亮」。

看書要夠亮，但不要過亮。至於要多亮才夠亮，書中提供了完整的答案，請大家仔細閱讀，就會恍然大悟。

我們正在遭遇史上前所未見的「光害」，若是等到眼睛遭受明顯傷害，或是難以恢復的程度，相信不是大家所樂見的情景。愛要及時，盼請各位也把這本寶典中的真知灼見，與身邊您所關愛的親人、朋友分享。

〈專文推薦〉

莫待霧裡看花日，
藥石罔救空自傷

新竹市曙光女中　姚麗英校長　暨　動手做科學社　周明麗老師

　　我認識清華大學周卓輝教授已超過二十個年頭，近年來因為曙光女中被教育部評選為新課綱北三區前導學校，開設科學探究特色課程。因此，很高興能再度與周教授攜手合作。身為高中校長的我，深知閱讀理解能力的培養對學子們的重要性。在數位學習時代來臨的今日，大量的數位閱讀已是必然趨勢。作為師長，一方面欣喜於孩子們的閱讀素養大幅提升，但另一方面，卻也為他們的視力保健問題，深感憂慮。

　　每當學生們在尋找科學探究題目時，對於日常生活中各種視力疑問的提出，大都只知其然卻不知其所以然。例如：睡前滑手機是否會傷眼？傷害有多大？閱讀時燈光的明暗或顏色，對視力的影響又是什麼？教室裡用「綠色的黑板」會比較護眼嗎？……。初聞孩子們的提問，從我個人的生活經驗推想，直覺這些問題的答案不是眾所周知嗎？

　　然而，在曙光學生們與清華大學周教授的研究團隊，透過多次科學實作後，竟發現許多人們認為「所以然」的想法，

其實只是「習慣」，而習慣卻未必是事實或真理。而這也正是我在拜讀完此書後，極力想推薦給社會大眾的原因。周教授在書中舉出的許多生活小故事，我似乎都看見了自己的身影，他提出的許多觀念，也都是我們常有的想法，但因早已養成「習慣」，未能察覺有何不妥之處。然而這些習慣，卻在無形中，已造成我們的視力甚至身體機能的重大傷害，對於 3C 產品不離身的現代人而言，更是不可不知！

近幾年來，每當學生們喜悅地與我分享他們的「重大發現」、「研究成果」，看著他們自信的青春臉龐，展現清楚的科學探究實力和自主學習的樂趣，以及學長姊們帶領著學弟妹們，一層層深入挖掘問題、探索根源，發表對於各種視力維護的研究方法與成果時，真是為他們的無限潛能感到無比的欣慰，且與有榮焉！

聖經《馬太福音》第六章第二十二、二十三節說：「眼睛就是身上的燈。你的眼睛若瞭亮，全身就光明；你的眼睛若昏花，全身就黑暗。」《詩篇》第十七篇第八節也說：「求你保護我，如同保護眼中的瞳人。」可見作為靈魂之窗的眼睛，「視力保健」是何等重要的健康課題啊！因此，我想要竭誠地向各界先進們推薦周教授這本既富趣味性又充滿專業知識的科普好書：《護眼，從用對光開始》。它不單只是一本學術性的科學研究專書，更是每個人都應知道的視力與養身保健秘笈，更深深感佩周教授善盡學者社會責任的古道熱

腸！

　　最後謹以此詩：「眼睛誠乃靈魂窗，務請時時勤保養。莫待霧裡看花日，藥石罔救空自傷。」預祝周教授新書順利付梓，廣獲好評！

〈專文推薦〉

科技走得太快，
我們的靈魂還跟不上

天來創新集團董事長　陳來助

　　我尊敬的老友周卓輝教授請我幫他的新書《護眼，從用對光開始》寫個推薦序，出版社傳來的文稿是電子檔，所以我需要用電腦打開來看，之前就聽過幾次周老師分享藍光危害的介紹，所以當我知道要花時間看文稿時就帶上可以濾藍光的眼鏡夾。這真的是一個奇妙的感覺，用周教授發明的產品在看周教授的作品。

　　第一次聽到周教授介紹藍光的危害是在清華大學 EMBA 的課程，我當時是受邀的業師，史欽泰教授希望我協助看看學校的研究可不可以變成商品……，當時覺得這一題很有趣，而且連結的是我熟悉的 OLED 技術，坦白說，當下我對 OLED 燈的產品是抱著懷疑的態度，覺得成本實在是太高，市場的應用太有限！

　　後來在交大產業加速器新創輔導，以及創新評選過程中又多次遇到周教授，知道他一直把降低人類藍光的危害當做志業，鍥而不捨的希望能夠有更多的資源投入低藍光危害的

光源產品。除了有更多的數據及案例證明外，更有學生操作的光譜儀，讓大家「看到」平常看不到的 3C 藍光危害，這件事情其實讓我深深的感動。我記得曾經看過一個說法，「科技常常走得太快，我們的靈魂往往跟不上」，在我多年顯示器產業的經驗中，常常看到為了消費者能夠汰舊換新，因此產品規格永遠在追逐更高的解析度，更強的對比，更飽和的色彩，甚至號稱更節能的 LED 光源……但是這些是不是對人類更健康的選擇？是不是讓我們有更美好的「視界」？看了周卓煇教授的這本書，深深的感覺，我們是不是走得太快了？

我原本認為這應該是一本很生硬的書，但是周卓煇教授透過各種國內外十分生活化的案例，除了有很棒的科普知識以外，還讓我們瞭解選對的光，才有「明天的視界」。特別是在新冠肺炎肆虐的今天，大家長期利用 3C 產品進行線上視訊、開會以及互動。看了這本書就知道現在除了避免被新冠變種病毒感染以外，也需要保護眼睛，不要受到藍光毒害。

〈專文推薦〉

熱情的好光傳教士

專業媒體人　陳鳳馨

　　周卓輝教授原本就是一位熱情的人，自從他投入心力研究光與健康的關係而挖掘出「好光」的秘密後，在我眼裡，周教授就成為熱情的「好光傳教士」。

　　一切都是從周教授自己的眼疾開始，為了寫教科書，周教授讓自己長時間日日埋首在電腦前，換得的是自己眼睛「群蚊亂舞」的飛蚊症，最後還加上黃斑部病變。

　　傷了眼睛的周教授決心澈底解開自己傷眼的歷程，自此展開了超過十年的光研究。

　　這一趟光之研究的歷程非常精彩，蒐集國際研究論文確定白光、藍光對眼睛、睡眠以及身體的傷害，這都只是初步的基礎，周教授更要完整實驗找出對眼睛與身體友善的色溫，還要帶著機器到處測量每一種光源中涵蓋多少傷眼的藍、紫光，又有多少最不傷眼的橘光。

　　這當然還不夠，找到最佳色溫，光的亮度也是一門學問，憑藉著實驗的成果，周教授才能獨排眾議，清楚讓大家知道，就算是閱讀，都不是越亮越好，每個人的適讀亮

度可能都不同，年長者的適讀亮度對於年輕的孩子、字體大小、近視深淺、主眼與副眼、白日或夜晚，適讀亮度可能都不同。無論如何，都遠比我們熟悉的亮度暗多了。

這是我的親身經驗。

周教授 2020 年出版了《擁抱暗黑》一書，周教授來到我的廣播節目接受訪問，節目中，周教授以「量化光譜儀」測試了各種光源的色溫分布，我決定以自己的閱讀為實驗，以燭光 OLED 檯燈做為閱讀的光源，一開始，我很難接受在這麼暗的光源下閱讀，試了一陣子，眼睛適應了這樣的亮度，閱讀過程常出現的眼睛乾澀情形減少許多，原來，我們的眼睛其實並不需要如太陽一般的亮度。隨後，我修改電視、電腦、手機等所有 3C 產品螢幕的亮度，各種刺眼的壓力也減少許多。

這一回周教授的新書《護眼，從用對光開始》，將焦點放在如何護眼，「多休息」、「少藍」、「減亮」是最有效的三招，三招聽起來容易，但要做到位，深入理解原因，才能真正改變習慣，提升生活品質。

這是一個對眼睛極不友善的時代，日常生活裡我們逃不開 3C 螢幕，唯一能保護自己眼睛的只有我們自己，希望每一位讀者都能因本書擁有一對健康的眼睛。

〈專文推薦〉

小小的人造光源，對生態環境與人類身體造成大大的影響

台大新竹分院眼科部主任醫師　葉伯廷

　　西漢時有匡衡的「鑿壁偷光」，東晉時有車胤的「囊螢夜讀」，這些都是十分勵志的故事，告訴我們古代在光源缺乏時，古人求知慾望強烈，晚上沒有燭光，利用自然光夜讀，最後這些人都成了當代的大人物。反觀現代，科學工業進步，各式各樣的人工照明設備已經取代了自然的月光與星光，古時的燭光、油燈，早已不存在我們日常生活中，現在夜間有照明已經是習以為常的事。

　　這麼多人造燈光除了讓我們生活從過去日出而作，日入而息，轉變成現代「不夜城」，時時可以做事，處處都有光亮。但是，以目前最流行的 LED 燈來說，其光譜中有一支高峰藍光光譜，若長期在夜間使用，會使趨光昆蟲被 LED 燈吸引而滅絕，而人類則因這個藍光抑制褪黑激素分泌，造成失眠；賀爾蒙分泌失調，引起相關的癌症產生。這雖然只是一個小小的人造光源，但已經對整個生態環境與人類身體健康造成很大的影響。

近來臨床上，我們可以發現一些眼科疾病的發生有越來越年輕化的現象。例如白內障，在二十多年前，白內障甚少出現在年輕族群，但是現在，未滿五十五歲卻需要接受白內障治療的病人比比皆是。一般的健康檢查中，確診為青光眼的病人，其年齡也有年輕化的現象。在台灣，高度近視的人口比例已經是世界上數一數二高的國家，高度近視的比例還逐年不斷上升。因高度近視而造成的黃斑部病變、視網膜剝離以及白內障也是眼科門診的常客。周卓輝教授在《護眼，從用對光開始》這本書中，以一位光電學者的角度，分析各種人造光源的光譜，深入淺出地說明各種光對人類眼睛的影響，透過各種科學分析的結果，來告訴大家哪一種光是對人類友善的光，可以保護眼睛，維持視力健康。

身為一位醫師，本應為提升全民健康，降低眼科疾病的發生而努力，但是，我深深覺得周教授比我還更具備醫者之心，從他的專業出發，發揮他在材料科學上的專長，苦口婆心地告訴大家如何善用有益身心的「友善光源」，來保持眼睛的健康。很多人並不了解「友善光源」的重要性，也不知道如何選擇「友善光源」，周教授出版這本書，書中從科學的觀點，介紹各種色溫的光線對眼睛影響，各種光線亮度對閱讀時間的作用，讓大家知道如何選擇好的「光」。書中周教授也舉他在日常生活看到、遇到的例子

給大家說明，讓非工程或醫學的讀者更能輕鬆閱讀。在此誠心推薦《護眼，從用對光開始》這本書，也建議讀者再推薦其他人，這樣可以讓我們的眼睛更明亮，視野更寬廣！

〈專文推薦〉

追求好光，躲避壞光

中廣公司董事長　趙少康

記得在成功嶺接受大專軍事訓練結訓典禮時，整個師的部隊在大太陽下一片亮晶晶，不是刺刀的光，是大專學生眼鏡的反光。時至今日，學生眼睛的惡化狀況不知道比當時又增加多少倍。

當全臺灣的青年，不管書讀的好的百分之二十，還是書讀的普通的百分之八十，舉國盡是視茫茫、眼花花的睜眼類盲人，這已經是嚴重的國安問題了。臺灣如果真的發生戰爭，百分之九十以上的臺灣兵都是四眼田雞，如何進行你死我活激烈的肉搏巷戰？

眼睛不好，影響美觀、影響運動、影響騎車、開車安全、造成黃斑部病變、視網膜剝離，連空軍都招不到足夠的飛行員，這幾年我們一直向美國購買新式的戰機，但合格的新進飛行員在哪裡？

以前我們抱怨光害讓我們在黑夜看不到滿天燦爛的星斗，現在周卓輝教授的《護眼，從用對光開始》讓我們知道藍光、強光跟以前的光害相比，對我們的眼睛健康才是

真正的傷害，年輕時不知道或不在乎，等到以後知道時就來不及了。

我們以前眼睛不好，可能因為躲在被子裡看《三國演義》、《水滸傳》、武俠小說；可能因為傍晚課後輔導學校沒錢付電費光線昏暗；可能因為課本字太小，但都沒有現在的 3C 產品可怕，我看過很小的小小孩就在瞪著眼睛專注的玩平板電腦，真不敢想像他長大後眼睛會變成怎麼樣？

我在中廣的節目訪問過周卓輝教授，也向 TVBS 推薦他談怎樣保護我們的眼睛，他很熱心，受我之託親自到「少康戰情室」的攝影棚測量棚裡的光線，因為光亮直接影響到臉孔的狀況及呈現，越亮就越看不到皺紋，所以攝影棚的打燈很重要，一般而言光線都開的很亮，我的棚裡燈光已經經過調整，盡量柔和不要太亮，但經過周教授的偵測，藍光還是太強，甚至有些地方還「藍的發紫」，長期在這種燈光下工作對眼睛很不好，TVBS 的相關人員為此還努力的進行了調整，希望既能讓主持人及來賓「護眼」，又能在鏡頭下有好的視覺效果讓觀眾「養眼」。

周教授這本書，理論與實務兼備，而且舉出許多實例，告訴讀者什麼是好光、什麼是壞光？讓讀者知其然也知其所以然，這既是一本科普的書，也是一本健康保養的書，我聽了周教授建議，配了一副防藍光眼鏡，也買了好幾副防藍光眼鏡夾，送給眼睛常重度勞累的知識工作朋友，我

也把家裡電視的光線調暗，並定期去看眼科名醫張正忠醫師做眼睛及眼底檢查，他每次都要耳提面命的叮嚀我：「少用手機、少看電腦，多到野外、多讓眼睛休息」，不過「知易行難」，活在現在，要不用 3C 產品，不但自己不方便，也會成為別人眼中的「今之古人」，造成人家跟你聯絡的不便，折衷的辦法，就是看周卓煇教授這本《護眼，從用對光開始》，既然擺脫不了電腦、手機，至少要按照周教授的指示：把光用對吧！

〈作者序〉

失去「視界」，就失去了「世界」

「如果罹癌和失明，只能二選一，你會如何選擇？」

在看了演講聽眾的反應之後，我是嚇了一跳。

絕大多數的回答是，他們寧可罹癌，也不要失去眼睛。

結果，沒有例外的，在一系列的演講下來，聽眾的意見，幾乎是一致的；失去「視界」，對多數人而言，就像是失去了「世界」。

此時，我開始注意到，無論是大學生，還是年長者，大家對眼睛的珍愛，是超乎想像的。

原本，在將近 120 場次「光與健康」的科普演講當中，我要分享的是，如何「擁抱暗黑」，以遠離藍光所造成的失眠、肥胖、三高、罹癌……等危害；中間，順便帶了一下，讓聽眾知道：「一個藍光，兩個傷害，它不分日夜傷眼睛，到了夜晚傷身體。」

結果，多數人最有感的是他們的眼睛問題。

無論是燭光燈的現場體驗，還是有效防藍光眼鏡的配戴體驗，他們都提到了「眼壓沒有了」這件事。

也是因此，我才知道，藍光造成眼睛氧化性壓力的巨

大，不再只是理論而已，而是真真實實可以感受。

讓我覺得美妙的是，在藍光有效濾除之後，體驗者當下察覺眼壓紓解了。

因為太多聽眾的眼睛受傷，尤其是五、六十歲以上的人，更是受傷嚴重；在兩、三年之間，就不知道聽到、遇到不盡其數的個案、故事。

因為知道事態嚴重，而且，台灣的重度近視，又是全球第一嚴重；加上，我們有了對策，尤其是有了藍害量化儀器，並且知道什麼工具是有效、什麼是無效的？於是，便覺事不宜遲，再次冒著眼睛傷害加深的風險，將最近幾年的研究、發現，寫將起來。

讓我感到最開心的是，從準備撰寫，到完成的這一年半當中，我們與台大醫學院眼科葉醫師的合作，以及與曙光女中科學社的共同研究，又有了新的成果、新的發現。

以上這些，幫助我找到了最後一個「遺失的連結」，也是最後一塊拼圖，讓我們看見，為何台灣人的近視率會是世界第一，台灣人的重度近視率是世界第一。

好多的父母，為了保護孩子的眼睛，想方設法，最後，卻都徒勞而無功；現在，不用難過，不用灰心了，近視、重度近視的根因浮現，孩子的眼睛，有救了。

在此同時，這些護眼秘笈，也可以用來保護大人的眼睛，讀讀無妨。

護眼, 目錄
從用對光開始 CONTENTS

第一章　這世代，誰眼睛好，誰是贏家　　029

第六章 彩蛋——FAQ

第一章

這世代，誰眼睛好，誰是贏家

個案故事分享

個案故事一：國人眼睛大問題之一葉知秋

「周教授，我跟你說，我們醫學系，最近幾年，有一位第一名畢業的，是個女生，她選了醫美；另外一屆，第一名畢業的，是個男生，他選了眼科……」。

我的好朋友，同時也是北部知名國立大學醫學院眼科的權威葉醫師，跟我分享，現代人的眼睛疾病，是如何的嚴重！病患又是如何的多！以至於醫學院第一名畢業的特優生，選擇眼科，做為職業生涯的第一志願。

葉醫師的這段話，讓我有些驚訝，卻也沒有太驚訝！會沒太驚訝，是因為已經有了一些徵兆，周遭的人，不是戴起太陽眼鏡，就是變色眼鏡；會有些驚訝，則是因為沒有想到，眼睛的疾病，已經這麼的普遍，這麼的嚴重；而我個人所看到的，似乎只是冰山一角。

個案故事二：20 歲就視網膜剝離

我在美國 IBM 研究中心，工作一年半；之後，在清華大學教書，也 34 年多了；跟剛開始的時候很不一樣，近來，學校總是會提醒我們授課老師，在出考卷的時候，要出大字體版，以方便課堂上的「視障生」閱讀、作答；看起來，有

視覺障礙的大學生，開始多了起來。

好幾年前，一位大一學生，要事先請病假看醫生，讓我感到很意外。

「你怎麼事先知道你會生病，而要請假？」我問了他。

「其實，也不是生病要請假，而是要動手術，希望可以請假！」他說，他的一隻眼睛，視網膜剝離得很嚴重，另外一隻，有一點剝離，醫生建議開刀，看能不能止住惡化。

結果，手術沒有成功；返回課堂上後，他告訴我，他那已經剝離嚴重的視網膜，醫生宣告無法挽救，等同失明；另外一隻，醫生則設法焊住，視力也剩下 0.1。

很哀傷的他表示，往後的日子，就只剩下這一隻眼睛，他只能用殘餘的視力，過後半輩子；讓他擔心的是，這半隻眼睛，也不知道還能撐多久？他真的很懊惱。

這真的令人同感哀傷！眼睛傷到如此的地步，未來，恐怕連黑白的電視、黑白的世界，都絕了緣。

年輕學生，拼命的玩電玩，很快的，就將要用一輩子的視力，提前用罄；儘管各界不停的呼籲，這個趨勢，一點都沒有變緩下來。

個案故事三：3C 傷眼沒有年齡歧視

20 歲不到的年輕人，眼睛已經如此傷重，60 多歲的，又是如何呢？

　　為了籌劃畢業 40 週年同學會，我們幾個在新竹的大學同學，接連開了幾次的籌備會。

　　會議就選在我的一個研究室，這個研究室，平常是研究生出出入入、辦公、辦私（打電玩）的地方；我們有好的燈光發明，也會優先放在這裡使用、展示。

　　前來開會的老同學，或頭禿，或髮花，無一不帶些老人毛病；說到眼睛，則全軍覆沒。

　　眼睛老花，就不必說了，這是進入 40 歲之後，就有的伴手禮；當中，視力衰退嚴重的小薇，必須趴在手機上方，不到 10 公分的距離，才能讀得到資訊。

　　「小薇，妳那手機（螢幕）的藍光，就直直照著妳的臉、妳的眼，太危險了！」像有職業病似，我忍不住心中的話，便也直白的告訴小薇，儘管其他同學也都在場。

　　言者諄諄，聽者藐藐。從知道藍光容易產生眼睛傷害以來，我在同學、校友……群組，不斷的宣導；結果，卻是如此的不堪，老同學竟然還是這般緊貼著看手機，又完全沒有任何防藍光的保護措施。

　　有趣的是，或者應該說更悲哀的是，還是另一位老同學──曹大聲；他說他的一隻眼睛，中央出現了視網膜剝離。

　　面對同學們的關心，尤其是面對我這好追根究底的破案精神，他說：「這跟滑手機沒關，因為我沒在用手機」。

　　曹大聲也否認跟電腦的頻繁使用有關，雖然他說，他的

眼睛，整天都沒離開過電腦。

曹他看電腦的時間，恐怕真的是非常的多，因為，他已經從科技大學退休多年，又沒有安排任何退休後的工作，只是與電腦為伴；他甚至說，坐在椅子上抖腿之外，敲鍵盤變成他唯一的運動。

當下，曹大聲斷然否定我的推論，也就是，他否認，他的視網膜剝離，跟電腦的頻繁使用有關；一樣的，他也斷然拒絕相信醫學期刊論文的相關實驗佐證。

曹大聲會有這樣的反應，是可以理解的；學識淵博的他，又曾有過異常豐富的人生歷練，現在，又如何去接受這樣的事實、殘酷呢？活到了花甲之年，怎麼會給天天相伴相隨的電腦，給殘害了呢？

再者，一樣是同學，憑什麼誰又會比誰多懂一些呢？這似乎也牽扯到了自尊問題；換成是我自己，面對這當頭棒喝，實在也會難以拉下老臉，吞下這個難以吞嚥的硬殼事實。

籌備會議開了幾次之後，大學畢業 40 週年返校活動內容，也開始收斂、成形；在美國、加拿大、大陸的同學，能來的，也都預留了隔年返台的時段……；結果，卻是來了新冠疫情，這個規劃多時的團聚，就成了一夢。

儘管如此，藉著籌備，幾個在地同學，還是有幸碰了幾次面，是實體的碰面，而不是線上的；大夥在 20 出頭歲，男帥女美的時候畢業，之後，就各奔前程；39 年後再碰面，

眼下的男同學、女同學們，看起來不是像大伯或阿公，就是像大嬸或阿嬤；初次來到這樣的同學會，真叫人體會到了什麼是「近鄉情怯」，就是一種帶著期盼與尷尬交織的感覺。

除了頭禿、髮白，斑點、皺紋，更多添加在大家浮腫的臉上，歲月確實不饒人，尤其在一群不擅長保養，或者向來不保養，穿著很理工的人身上，更是顯著。

然而，我也懷疑，3C 科技搞得我們更早老化的眼睛，難道沒有連帶讓我們看起來，比以前的老人更老嗎？

其實，曹大聲同學，大可「勇敢面對」他視網膜剝離的事實，並尋求治療，這是因為，視網膜剝離，已經大眾化了；如今，唯有面對，才能解決。

個案故事四：怎麼年輕人也有老年性黃斑部病變？

以前，總覺得「老年性黃斑部病變」，離自己很遙遠，而且覺得，這個病名很特殊。

原本以為「黃斑部」就是一種疾病，但是，如果是一種疾病，為什麼還會在後面加上「病變」兩個字？所以，「黃斑部」應該不是一種疾病的名稱。

等到後來，稍加了解，才知道「黃斑部」不是疾病，而是眼球裡面一個組成物；它就在水晶體的正後方，貼近中央視網膜的正前方。

當時，也就是在寫第二本教科書之前，我並不太在意這個眼睛疾病，主要有兩個原因，第一個是：它叫「老年性黃斑部病變」，第二個是：我還沒有很老。

等到寫完之後，才知道，這個所謂的「老年性黃斑部病變」，是可以提早發生的，不一定要等到多老；我會知道這個，是因為我自己的右眼，出現了黃斑部病變，就發生在半年的時間，連續每天用電腦查閱資料、畫圖、爬格子，超過十幾個小時。

到了最近，情況又開始有所變化；尤其是現在，大家比較常聽到的，已經不再是「老年性黃斑部病變」，而是「黃斑部病變」；理由很簡單，那就是，會產生黃斑部病變的，已經不再只是年老的人；中年人也會有黃斑部病變，甚至，更誇張的是，連 20 出頭歲的年輕人，也一樣會罹患，只要手機滑個不停。

拜科技之賜，我們都有了方便的通訊設備；只是萬萬沒有想到的是，這些設備的光線，看起來並不是很亮、很刺眼；但是，長期密集的使用下來，卻真真實實地造成了眼睛不可逆的傷害，而黃斑部病變，只是其中一個；這一次，就連年輕人也沒有例外，才是情況嚴重的地方，我們還能不被驚醒嗎？

數據有話說

近視人口比一比

2015 年，在世衛組織「近視和高度近視會議」之後，「國際近視學院」（International Myopia Institute）成立；它之所以成立，乃是為了解決全球近視和高度近視日益嚴重問題；這些問題，可能導致個人「視力威脅的併發症」，以及大規模生產力損失的全球負擔。

國際近視學院研究顯示，全球的近視人口，正在增加中。

全球，現有將近 33 至 34％的人口近視；也就是，每 3 個人當中，就有 1 個近視；到了 2050 年，則將近 50％，也就是，每 2 個人，就會有 1 個近視，將近是 50 億的人口；其中，高度近視的人，也將來到 10 億。

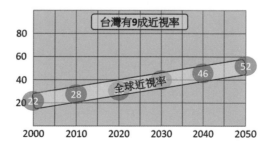

圖 1-1　全球近視人口，逐年增加，到了 2050 年，將上看 50％；包括台灣的東亞幾個地區，最近這幾年，早就高達 90％。

其中，近視最嚴重的地方，則非東亞和東南亞莫屬，特別是韓國、台灣、新加坡、大陸和日本等，這些地方的近視盛行率，高達 80 至 90%。

這個近視盛行率，為什麼唯獨在東亞和東南亞地區，居高不下？可能的根因，稍後會有探討；現在，且讓我們聚焦在台灣學生的近視問題。

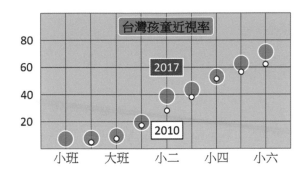

圖 1-2　單單 2010 到 2017 年期間，台灣孩童，從小一開始，就有 20% 近視，到了小六，則已經高達 70%。

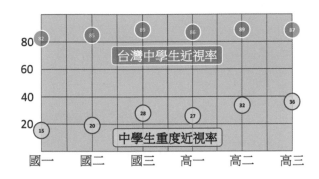

圖 1-3　從國一到高三，台灣學生的近視率，從 80% 多，上升到近 90%；重度近視的，從 15%，上升到近 36%。

台灣學生近視的「早、高、深」

衛福部委託台大醫院的調查發現，台灣學生的近視，發生年齡早，盛行率高，度數深。

先前已知，近視達六百度以上的，高三是 16％，大學是 20％；這幾年，如果持續追蹤調查，重度近視情況，應該只有更嚴重；而且，每況愈下，除非我們認真面對，並找出有效的因應措施。

重度近視的悲歌

如果沒有找到近視的原因，近視就有機會繼續惡化，形成重度近視；一旦重度近視，就算是經過屈光矯正，像是配戴眼鏡、隱形眼鏡、雷射手術，一樣會增加併發症的風險；這風險包括：青光眼（glaucoma）、白內障（cataract）、視網膜剝離（retinal detachment）和黃斑部病變（maculopathy）。

馬庫斯（Marcus）等人，在《眼科學》（Ophthalmology）期刊指出，中度與高度近視的人，其罹患青光眼的風險，要比近視淺的人，高出將近 50％。

尤南（Younan）等人發現，高度近視者，需要進行白內障手術的，比中度近視者，高了 17％。

弗利克羅夫特（Flitcroft）等人指出，高度近視者，其發生視網膜剝離的風險，比低度近視者高 5 到 6 倍，如 P.40

圖 1-4 所示。

　　衛福部資料顯示，每 100 萬個國人當中，就有 164 個人視網膜剝離，居全球之冠；比美國人高了 17%，是芬蘭人的 2.4 倍。其中，20 到 29 歲的年輕人，每 100 萬人，就有 187 例，是同齡荷蘭人的 13 倍。

　　大野松（Ohno-Matsu）等人指出，高度近視者的眼軸較長，這也意味著，其視網膜受到拉伸；此外，近視眼伴隨退化的玻璃體，容易塌陷，並與視網膜分離；而高度近視時，則會再引起中央視網膜變質，引致後葡萄球菌瘤、漆裂或脈絡膜視網膜萎縮，這些都會增加視網膜撕裂的風險。

　　他們也指出，近視性的黃斑病變（myopic maculopathy），可能以萎縮性變化的形式出現，或可能併發脈絡膜新生血管透膜生成；晚期的近視性黃斑病變，會導致中心視力喪失，而無法治療；隨著近視盛行率的日益增加，由這種情況所引起的視力障礙，將繼續上升。

藍光傷身也傷眼

　　回到學校，方才知道，一位 60 歲的同事，因為視網膜局部剝離的關係，才去北部著名醫院開了刀，那是 2021 年 9 月的事；接著，12 月，同一隻眼睛，又再因為視網膜進水，再次開刀。

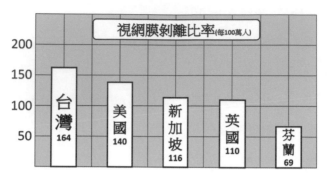

圖 1-4　台灣人視網膜剝離比率，全球第一；每 100 萬人當中，就有 164 個人罹患。

另外一位清華大學的同事，50 許，因為乳癌的關係，過世了。

「一個藍光，兩個傷害；不分日夜，傷眼睛；到了夜晚，傷身體！」真的不幸給言中了。

前一位同事，跟我先前在馬偕醫院，所遇到的一位病人，不一樣；這位病人，是因為白內障開刀而住院，50 歲；手術後，還睜著另一隻眼睛滑手機，被一旁陪病的太座，一直唸著；但是，中「電腦毒」、「手機毒」的人太多了；中毒深的時候，想戒都很難；這位病患，他和老婆都很清楚，就因為是電腦和手機的重度使用者，以至於如醫師所說：「年紀『輕輕的』，就罹患了白內障。」

一樣的血肉身軀，會發生在別人眼睛、別人身上的，也會發生在自己人眼睛、自己人身上；所以說，要小心！要小心！要小心！

這也是為什麼我會說：這個世代，誰眼睛好，誰就是贏家。

藍害疫情──不知不覺，第四次世界大戰已經來到

如果新冠疫情，算是第三次世界大戰的話，那麼，藍害疫情，這第四次世界大戰，已經悄悄來到；而且，選在三次大戰正嚴峻的時刻，大暴走，使雪上加霜。

這一次，我們要面對的敵人，不是病毒，而是我們自己的壞習慣；唯有認清這個事實，及早遠離既有或是正在養成的壞習慣，才能贏得這次的大戰。

國際組織認證藍光傷眼

2014 年，可以定位為人類科技史上，或照明史上，最諷刺的一年。

為什麼？這是因為，這一年的 9 月，國際能源署（International Energy Agency; IEA），才確認藍光 LED 可能有光生物傷害；接著的 10 月，諾貝爾獎基金會，把物理獎，頒給了三位藍光 LED 的發明人。

「藍光跟白光 LED，存在生物傷害問題。」「在 20 公分的距離，藍光 LED 只要幾秒鐘，冷白光 LED 只需要幾十

秒，就會超過視網膜耐受的極限。」這是國際能源署的發現。

且說 2011 年開始，國際能源署，邀集了澳大利亞、丹麥、法國、日本、韓國、荷蘭、瑞典、英國和美國等 9 國，以及做為專家成員的中國，組成了一個 10 國的任務小組，探索了有關 LED 照明與健康的主要文獻。

到了 2014 年的 9 月，正式報告出爐，結論是：「LED 存在光生物危害」。

有關「藍光危害」，任務小組的結論是：

一、在現有的 LED 技術中，「藍光危害」，是目前唯一需要考慮的光生物危害；若是使用紫外光發射的 LED，則需要有額外的考量。

二、「藍光危害」，與藍光和紫光，在視網膜上，所引起的光化學損傷有關。

三、「藍光危害」，與藍光視網膜輻照度有關；LED 的高輻射，使它的視網膜輻照度可能很高，而須審慎看待。

四、視網膜的光化學損傷，取決於累積的光曝照劑量；這種損傷，可來自短時間，但高強度的光曝照；也可能出現在低強度，但長時間反覆的曝照後。

五、「藍光」，對視網膜有害；此源自於，藍光會造成視網膜細胞的氧化應力。

六、「藍光」，被懷疑是老年性黃斑部病變的危險因素。

　　「讓夜間，維持暗黑！」任務小組認為，在非視覺效果方面，LED 沒有比一般照明技術更不好，不會對人類健康，產生更直接的負面影響；然而，它可能間接導致整體光線曝照的增加；這曝照，會破壞人的生理節律（身體時鐘）、身體健康；因此，小組專家建議，白天的時候，透過自然日光，和人工照明的組合，讓室內保持在適當的曝照水平；但是，要讓夜間，維持暗黑。

諾貝爾獎得主認了藍光傷眠

　　「因為發明了高效率的『藍色發光二極體』（Blue LED），實現了明亮和節能的白色光源。」2014 年 10 月 7 日，諾貝爾基金會，召開記者會公布，將物理獎，頒給了藍光 LED 的發明人：赤崎勇和天野浩教授，以及在美國的中村修二博士。

　　「使用藍光 LED 的白光 LED，終將從市場上消失！」

　　2015 年 7 月，諾貝爾物理獎得主，中村修二博士，在《日經亞洲》評論所籌辦的氮化鎵技術論壇上表示：「藍光 LED，確實有藍光問題，像是引發失眠」；他並且說，使用藍光 LED 芯片的白光 LED，遲早將從市場上消失。

　　我要說的是，失眠本身，就是一種身心疾病；而且，不只如此，失眠還會引起許多的併發症，像是免疫力降低、內分泌失調；長期下來，還會引發「三高」、乳癌、攝護腺癌、

阿茲海默症等等；人造電子夜光傷害，遠比我們想像的、認知的，還要嚴重許多。

中村修二博士已經體認到，藍光 LED 的可能危害，並且，積極的尋求「解決方案」；他原本以為，使用紫光 LED 芯片，會是「解決方案」；然而，根據我的了解，藍光、紫光，都是損傷眼睛的主要光線；而且，紫光的傷害效度，比藍光更高許多；因此，使用紫光 LED，來驅動螢光粉的發光，以獲得白光，並非解決之道。

震撼全球的報導——電子夜光致癌

「乳癌，是全球女性癌症死亡的主要原因。」

《CA：臨床醫師癌症期刊》（*CA: A Cancer Journal for Clinicians*），一個在全球 300 多個醫學期刊，與 8000 多個科學期刊當中，排名第一，擁有最高的影響因子（2012 至 2013 年為 162，2019 年上升至 292），在 2014 年 5 月，發表了這一篇，至關重大的綜述（review），名為〈現代世界電力照明引發乳癌和節律破壞〉（*Breast Cancer and Circadian Disruption from Electric Light of the Modern World*）。

這篇報告指出：「乳癌，是全世界女性癌症死亡的主要原因，而且，也只有一個解釋，可用以說明為什麼。」理查‧史蒂文斯（Richard G. Stevens）、喬治‧布雷納德（George

C. Brainard）、大衛‧布拉斯克（David E. Blask）、史蒂
文‧洛克利（Steven W. Lockley）、馬里奧‧莫塔（Mario E.
Motta）等五位學者指出，在暗夜時分，越點越亮的「電子
光線」，是乳癌與攝護腺癌等的真正致因。

「乳癌，是奪走全球人命的第一癌症」，世衛組織公布，
2020 年，乳癌已經超越肺腺癌，成為奪走全球人命的第一癌
症；幾個關鍵事實如下：

一、癌症，是全球死亡的主要原因，2020 年，造成將近
　　1,000 萬人死亡，或六分之一的死亡。

二、最常見的癌症是：乳腺癌、肺癌、結腸直腸癌以及
　　攝護腺癌。

三、如果及早發現，並得到有效的治療，許多癌症，是
　　可以治癒的。

「預防勝於治療」，雖然有些癌症，可能可以治療，但
是，仍少不了令人不快的副作用、後遺症，以及可觀的花
費，甚至，折損健康與壽命；因此，還是要「預防、預防、
預防」。

2014 年，這 5 位權威學者，史蒂文斯、布雷納德、布
拉斯克、洛克利與莫塔，已經指出，我們所處的現代世界，
所用的人造「電子光線」，正是乳癌、攝護腺癌的「元凶」；
入夜「擁抱暗黑」，正是免費用、不耗能、最環保，而可以
遠離相關癌症的有效方法。

只是，2014 年所公布的這個訊息，並沒有被哪一國的政府給重視，而有後續有效的政策；因此，很快的，到了 2020 年，乳癌，已經成為奪走全球人命的第一癌症，超越了肺腺癌。

藍害有哪些？

「藍害」，不只是來自照明的燈光；對人眼與生理而言，來自 3C 螢幕的藍光，更是嚴重；藍光、紫光，可能引起的傷害，包括：

一、對夜空的污染。（主要來自戶外照明）

二、對生態的破壞。（主要來自戶外照明）

三、對文物、畫作的破壞。（主要來自室內照明）

四、造成視網膜炎、黃斑部病變。（來自室內照明與 3C）

五、抑制褪黑激素的自然分泌，長期導致乳癌、攝護腺癌。（來自室內照明與 3C）

LED 藍光讓梵谷的向日葵凋零

「經過 125 年的盛開，梵谷的向日葵，開始枯萎。」

《每日電訊報》（*The Daily Telegraph*）報導，由於安裝在博物館的節能 LED 燈，使得荷蘭阿姆斯特丹梵谷博物

館，所珍藏這些具有指標性的油畫，開始失去他們的活力。

「因為曝照在 LED 燈光下，梵谷的巨作，正慢慢的轉褐！」2013 年 1 月 13 日，英國《獨立報》（The Independent）記者曼寧報導，連同這幅，有好幾十張的名畫，也遭受到「變色」的命運。

科學家發現，在 LED 燈的照射下，這些畫作上的鉻黃，變得不穩定，並隨著時間，漸漸地轉為褐綠；研究人員，因此警告各地的藝廊以及博物館，重新思考某些 LED 燈的使用，以免這類畫作色彩，進一步惡化。

視網膜病變流行病？

「西班牙研究人員發現，LED 燈，可能會損害視網膜，導致視網膜，無法再生或置換。」根據西班牙網路媒體「thinkSPAIN」的報導，這些 LED 燈光，會產生大量的藍帶輻射，經年累月，將會損害視網膜。

「暴露在某些特定波長的藍光，可能會帶來眼瞎效應，也跟老年黃斑部退化有關。」阿隆‧夏皮羅（Aron Shapiro），在《視網膜今天》（Retina Today），指出藍光可能造成的危害，而這「藍光」，特別指的是波長 415 到 455 奈米的藍紫光。

「視網膜病變，可能很快就會變成流行病。」西班牙馬德里，康普頓斯大學，西莉亞‧桑切斯─拉莫斯博士（Dr.

Celia Sanchez-Ramos）表示，由於電腦、手機和電視螢幕的使用，而這些螢幕背光，又逐漸被 LED 技術所取代，受損的視網膜，很可能，很快就會變成流行病。

新冠疫情加重了藍害疫情

2019 年，爆發了新冠疫情。

由於感染的擴散，疫情的嚴重，全球各地，時不時，就必須進入社交隔離，甚至封城的狀態；這也連帶迫使許多的活動，轉成了線上，像是線上教學（宅教育）、線上經濟（宅經濟），3C 產品的使用，電子螢幕光線的曝照，因此瞬間大量暴增。

尤其嚴重的是線上教學，每天將近 8 個小時的線上課程，加上線上閱讀、線上作業，嚴重超量的 3C 使用，一波又一波的，衝擊著全球每個學生的眼睛與身體健康；如此令人不悅的「宅世紀」，深深加重了原 3C 時代所引發的藍害疫情。

惡性循環──藍害疫情助燃新冠疫情

無獨有偶的，上述加劇中的藍害疫情，此刻正助燃著新冠疫情。

因為更多 3C 的使用，更多的電子夜光曝照，其所引發

的失眠，失眠所引發的免疫力下降，致使人們更易受到病毒的感染，更易形成重症；人類正在被迫，進入到一個前所未有的惡性循環當中。

第二章

藍光傷眼──光照引起的眼睛疾病

個案故事分享

個案故事一：有一種痛，是為了疼你

「嘿，叔叔好，自從看了Daniel送的書──《擁抱暗黑》之後，我去買了他推薦的防藍光眼鏡，戴上之後，偏頭痛好多了，謝謝你！」兒子的朋友，就在我受邀參加他的婚宴時，很開心的分享著。

兒子認同「擁抱暗黑」的重要，也知道分辨，什麼是有效的防藍光眼鏡，真的讓我這個做父親的，感覺值得了。

聽到他關心的朋友，健康被顧到了，簡直就是喜上加喜，樂上加樂。

先前，清大人事室同仁「七仙女」來研究室拜訪時，就有分享過，一位同事的女兒，就有類似的偏頭痛；只是這一次，我是親自見到當事人，親耳聽到她的現身說法；原來，有一種偏頭痛，是眼睛過度曝照3C藍光引起的，把藍光濾除之後，就好了；找到病因，就能「對症下藥」，或是「不藥而癒」。

「有一種痛，乃是為了疼妳！」

為了疼惜人們，避免眼睛過度的使用，而造成嚴重的傷害，於是，發炎中的眼睛，便發出了求救的訊號，讓腦部痛一下，一種不可輕忽的痛。

個案故事二：我的眼睛快要爆炸了！

「我的眼睛快要爆炸了，你還有沒有防藍光眼鏡？」

在一次，與曙光女中共同召開的記者會當中，一位老朋友，也是廣播電台的黃姓記者，非常焦慮的問著。

當時，她是看到我眼鏡上面，夾帶著一副橘黃色的鏡片，就觸動了困擾她許久、也是當下正在困擾她的問題，也就是，越來越高的眼壓，讓她越來越不舒服。

「欸！很舒服耶！」拿下我的防藍光夾片，借她試戴，她夾戴上去之後，東張西望的，甚至看向眩眼的亮光，不自主的歡喜、驚叫。

「大約 10% 的台灣人，有偏頭痛。」2021 年 11 月，我受邀到彰濱秀傳醫院演講，邀請人也是講座主持的魏醫師，跟我分享了這項訊息；他也提到，為此，有人開發了一些注射藥物，希望可以幫助治療偏頭痛。

如果可以治療，固然很好，雖然，總是少不了一些花費；然而，找到病灶，找到偏頭痛的真正原因，才能徹底治療，甚至預防，才是根本之道；尤其，如果是照明或 3C 中的藍光所造成的，打針、吃藥，就不是在對症下藥了；剪除此等「藍害」，才是根本之道，上上之策。

個案故事三：眼壓？眼壓沒了！

2018 年，我應護理界著名的劉院長之邀，來到陽明大學護理學院演講；會中，我特別展示了，我們與世界大廠合作，所開發出來的燭光 OLED 檯燈。

「用這個燭光燈看書，不會太暗嗎？」學院的許教授提出質疑。

暗或不暗？這種問題，用言語回答，是沒有什麼說服力的；這是因為，「暗或不暗」牽扯到個人的主觀感受。

「好，我們馬上來做實驗，由你親自體驗，再來告訴大家。」

一直以來，我教導學生，要能自己思考、判斷知識的真偽，而非一味的相信；現在，最好不過了，現場就有燈具，當下就可以測試，答案可以立即揭曉，完全不是誰說的算。

這個實驗有趣了！為了確定這盞全新開發的燭光檯燈，亮度是否足夠拿來看書，我們關起了會議室裡所有的日光燈，拉起了所有的窗簾，甚至關掉剛剛演講用的投影機，確定房間夠暗。

「好了，現在，妳看得到桌上這篇文章嗎？」

在燭光燈開啟之前，我們先做了一個對照實驗；就是在還沒有開啟燭光燈的時候，那窗外微透進來的日光，是否能夠讓許教授清晰閱讀，那篇放在她桌上的論文？如果可以，

那麼，等一下燭光燈開啟之後，她若看得見這篇文章，我們就不知道是來自誰的貢獻了。

此時，許教授確認靠窗外微透進來的白光，無法看清、辨識眼前的文章內容。

接著，我請許教授自己開啟燭光檯燈，並且按照她自己的用燈習慣，調整亮度；「欸，現在可以看得見了喔！而且還看得很清楚。」當亮度調升到一半的時候，許教授很驚訝地發現，她可以看到桌上的文章，而且，還看得很清晰。

「妳可以再調亮一點。」我告訴許教授；她說不用了，她已經可以清楚閱讀桌上的那篇文章。

「欸，沒有眼壓，用這個燈光看書，很輕鬆，我的眼睛，沒有感到壓力……。」當劉院長和我們一群人，在旁邊討論另外一些議題的時候，教授忍不住要跟大家分享；也是因為她的分享，我才知道，原來，看書是會產生眼睛壓力的；神奇的是，才經過個兩三分鐘，許教授即對「眼壓的有無」有感。

「欸，主任，我眼壓沒有了！」我在清華大學擔任就業輔導室主任時，認識的一位同事，雖然退休多年，身體還算健朗；但是，因為也是暗夜麻將一族、手機一族，而導致睡眠品質欠佳，夜尿頻繁；除了勸他早睡、擁抱暗黑、補充褪黑激素之外，我建議他配戴有效的防藍光眼鏡；我拿自己配戴的，借他試試，才試了幾分鐘，他告訴我，他的眼壓沒了。

這是我第一次知道，藍光除了容易引發視網膜炎之外，還會造成眼壓升高；而這中間的差異，才是我最為驚訝的！那就是，前者，所謂光照導致的視網膜炎，是緩慢的過程；後者，眼壓的上升，幾乎是當下的、快速的。

以前，在醫學期刊上看到的，藍光、紫光，容易造成巨大的氧化性壓力，這個我知道；我所不知道的是，這樣的眼壓形成，竟然是立即的；對於年紀大的人，或是眼睛過度使用而提早老化的人，幫助他們清除氧化性廢棄物的脈絡膜，若也是老邁了，變窄了，那麼，就應該特別注意藍光的防範；這是因為，藍光造成的氧化性壓力，是即時、有感的，而且，更是長期有害的。

個案故事四：就怕不知不信又不問

「燭光雖然是好，但是，燭光太暗了，這樣看書，不也會造成眼睛的傷害嗎？」

在清大的課堂上，會主動發問的學生很少，這是令人感到挫敗的；因為，感受不到他們學習的熱度；就算是發問會加分，大家還是寧可保持緘默，撐到下課。

這一次，好不容易有人發問，只是他的肢體語言，似乎透露著不自在；原來，他是強烈的懷疑，燭光燈是否適合閱讀；雖然，他想勉強接受，燭光燈是沒有藍光傷害的事實，但是，他更質疑，燭光燈太暗，太暗看書，不就會造成眼睛

的傷害嗎？

「會不會太暗？是一個問題；習慣不習慣燭光照明，是另外一個問題；當你點一根蠟燭，覺得太暗，試試十根看看！」這是我的回答；這個燭光 OLED 燈，它的亮度，是可以調整的，所以，沒有太暗的問題。

一般人，常常把暗不暗，跟習慣不習慣，這兩個問題，混淆在一起；其實，這是可以理解的，現代人，很少在點蠟燭；頂多是在慶生的時候，在生日蛋糕上點上蠟燭；或是在停電的時候點起來；若又沒有吃過燭光晚餐，未曾感受過暗視覺啟動後的奇妙，腦子裡，就自然不會有「燭光夠亮、很美」的經驗烙印。

我很喜歡學生提問，尤其在他們有疑慮的時候；面對這樣的提問，我則鼓勵他們當場測試。

結果，凡是親自測試過的，每一位，都可以在燭光燈下，清清楚楚看見課本的內容；這項體驗，完全顛覆了他們的刻板印象；這個時候，也讓我認清一個事實，那就是，事實勝於雄辯；燭光夠亮，說上千遍萬遍，都莫若一回的親身體驗。

只是，年輕學生，未曾反映過眼壓的問題；因此，在陽明大學的演講，又讓我學到了一課，那就是，使用白色燈光看書，是會造成眼壓問題的。

這次，也見證了燭光 OLED 檯燈的好，讓我們的研究，受到意外的肯定。

名人眼睛也中傷——光害無歧視

光線傷害人的眼睛，是不分貧富貴賤的。

「吾年未四十，而視茫茫，而髮蒼蒼，而齒牙動搖。」要不是因為自己爆料，我們也不會知道，40 歲不到的韓愈，眼睛已經出了問題。

拜方便電力之賜，托電子照明之福，地球四處有光，無時不亮；這些人工照明帶來的汙染，看似低調、無害，實際上，卻是極其猛烈又有害；先是與 PM2.5 攜手，狼狽為奸，共同奪命；現在，則獨自超越，成為 2020 年以來，第一奪命癌症的主要致因。

「我寧可罹癌，失去其他肢體器官，也不要失去眼睛視力。」

在幾次的演講當中，即席的聽眾民調指出，失去「視界」，才是絕大多人所無法承受之重；絕大多數的人，寧可罹癌，也不願意失去視力。

然而，喪失視界，這更叫人害怕的事情，卻已經像核彈級的海嘯一般，席捲而來；受害者，一樣是遍及全球；受害的人口與比率，都正在快速上升中。

名人、政要，或許有保全、隨扈，幫忙保護人身安全；但是，來自閃光燈、照明、3C 的「藍光子彈」，就沒有人可以幫忙代擋；因此，經常處在鎂光燈下、攝影棚燈光下、

徹亮辦公照明下、頻繁 3C 螢幕光線曝照下的他們，有誰不會受傷？沒有受傷？

畫家──莫內

　　法國印象派畫家克勞德・莫內（Claude Monet），也是印象派創始人之一，他對色彩的運用，出神入化；但是，因為眼睛的衰老變化，原本清澈、透明的水晶體，逐漸渾濁、變黃，使得他的色覺，產生了改變，也因此，影響了他的藝術呈現方式。

普立茲獎創辦人──普立茲

　　普立茲獎，堪稱是新聞界的諾貝爾獎，是報紙出版商，約瑟夫・普立茲（Joseph Pulitzer）所創辦；42 歲的時候，視網膜剝離，使他無法再繼續，每天將近 16 個小時的工作；儘管如此，他還是在家管理他的報業，直到退休。

黑眼豆豆成員──林道

　　黑眼豆豆樂團成員，阿蘭・潘德拉・林道（Allan Pineda Lindo），藝名「apl.de.ap」，在一次眼科手術中，失去了大部分的視力，嚴重到無法辨認他人的臉孔；除高度近視之外，他還患有眼球震顫，一種眼球失調的疾病。

藝術大師——歐姬芙

喬琪亞·歐姬芙（Georgia O'Keeffe），美國藝術家，以半抽象半寫實的手法聞名，被譽為 20 世紀藝術大師，因「老年性黃斑部病變」（AMD），而致視力嚴重下降；為持續藝術生涯，她雇用助手，幫她混合顏料，卻意外地，創造出了新的藝術作品。

前總統 ——馬英九

「我以資深病人的身分，輔導馬總統……」。

前行政院院長，也是我們清華大學的前校長，跟大家分享，他在 2014 年，進行了白內障手術；一個禮拜之後，也就是 2014 年的 6 月 14 日，當時的馬總統，也因為右眼白內障，而入院開刀。就是因此，才讓他自己延聘的行政院院長，給輔導了一下，幽了一默。

6 年之後，也就是 2020 年，為了避免危及視力，馬前總統再次進行眼睛開刀。

攝影棚燈光下的名人們

「李某告訴我說，就是攝影棚的燈光，害他視網膜剝離。」

知名節目主持人，在我的新書《擁抱暗黑》出來之後，

邀請我上他的廣播節目，談談新書裡的一些觀點；我特地帶了一台手持式光譜儀，量測了他的眼鏡，結果，幾乎沒有多少濾藍光的效果，儘管他說，那是德國某家知名大廠做的。

我順便測量了一下，該錄音間的攝影燈光；雖然還好，沒有紫外光或紫光，但是，藍光卻很多，而且，整個光線很強；當我們談到這個燈光，可能造成的傷害時，主持人想到，曾有人跟他講過，就是攝影棚的燈光，害他視網膜剝離的。

這位主持人，同時也有主持電視節目，他便再邀請我，幫他們的電視攝影棚燈光，做個測量，並看看緩解之道；結果，也是可想而知的，那個攝影棚的燈光很亮，藍光不少，但還不是最糟的。

更早以前，應邀到另一位知名主持人的節目，談論藍光傷害；當時發現，他們的攝影棚燈光，看似溫暖柔和，殊不知，裡頭卻包藏了深藍光，甚至是紫光；難怪，一直以來，有些女主播們都認為，在攝影棚內，必須做好防曬，儘管是在室內。

在上另外一個談論健康的節目時，製作人提到，某位主持人的眼睛，似乎也開始有白內障的徵兆。

「其他主持人，就會要求我們，把燈打亮一點！」

同一個攝影棚，在不同的時段，往往會有不同的節目在錄製；不同的主持人，或會要求不同的燈光；那一次，管燈光的主管，就有諸多的不滿，覺得他的專業被侵犯了，好不

容易調好的燈光，又要再調整，甚至才換過不久的燈泡、燈管，這下子可能又要再更換；更不談，平常的時候，有些主持人，就是會要求他們，要將攝影棚燈光，打亮一點；儘管，在此之前，他們才剛剛調整過。

「5 年前，自己進入免疫系統疾病末期，出現了光毒症。」2021 年 3 月 16 日，新聞報導，這位喜歡極亮燈光的主持人怪病纏身；此時，我唯一能做的，就是透過跟她熟識的朋友，傳話給她：「攝影棚燈光，不要再那麼亮了！」太亮，並不會讓人在電視機前，看起來更漂亮。

眼睛會有的疾病——以名人眼疾為例

眼睛會有的疾病，還真的不少；在這裡，且羅列跟光的過度曝照，較有關的部分，像是青光眼、白內障、黃斑部病變、視網膜剝離、飛蚊症、重度近視。

青光眼

2017 年，謝姓藝人，罹患青光眼，險些失明；事前的徵兆是，視力越來越模糊；結果是，罹患了不可逆的青光眼，視線被遮黑部位，無法復原。

U2 樂隊主唱波諾（Bono）在 2014 年宣布患有青光眼，所幸，及早發現，透過治療多年，仍然可以保持視力，活躍

於音樂圈。

青光眼，是不分國度的視力殺手，是成年人失明的三大主因之一；醫界認為，這是因為長期眼壓過高，造成視神經壓迫，以致影響視力，而至漸漸失明。

白內障

白內障，是一種與年齡有關的常見疾病，它是全球失明的主要原因；白內障的徵兆有：視力模糊、對光敏感、夜視困難和疊影等等。

得獎電視節目主持人，賴瑞・金（Larry King），他曾主持美國「有線電視新聞網」（CNN）每晚播出的現場訪談節目；也因白內障，而進行過相關手術；從 CNN 退休之後，他仍繼續幫出版社撰稿，一樣常常上電視。

黃斑部病變

「我因為眼睛有問題，不能看劇本，所以，有人會讀給我聽，就像給我講故事一樣。」茱蒂・丹契（Judi Dench），一位屢獲殊榮的英國女演員，談到了她的眼睛；她跟她的媽媽一樣，罹患了黃斑部病變；其中一隻眼睛，是濕式黃斑部病變，另一隻是乾式。

「不要拖延！讓黃斑部病變檢查，成為你生活的例行。」澳大利亞作家柯林・馬嘉露（Colleen McCullough），

敦促大家，注意飲食、不要吸煙、定期檢查，給自己一個預防的機會；她說：「這是一種絕對可怕的判刑！」。

「她所能做的，就是點頭、搖頭，或是微笑。」CNN記者，在前美國第一夫人，「小瓢蟲」‧詹森夫人（Lady Bird Johnson）住院之後說到，由於長期患有黃斑部病變，導致第一夫人失去了中央視力；這也使得她與中風的鬥爭，變得更加困難；又由於視力不佳，無法閱讀或書寫，所以她所能做的，就是點頭或微笑。

鮑伯‧霍伯（Bob Hope），美國喜劇演員和演員；曾幽默的說：「我以前左眼出血，現在右眼出血，我變成了個『出血殭屍』（walking hemorrhage）。」與他結婚 59 年的妻子，多洛雷斯‧霍伯（Dolores Hope），說鮑伯就是能逆來順受，唯獨眼睛的問題，令他難以接受。

視網膜剝離

資深陳姓主播，連續工作，用眼過度；有一天，在節目上，一隻眼睛，已經完全看不見，但仍以另一隻眼睛，微弱的視力，撐完整場；結束後，才送醫，經確認，為視網膜剝離，並緊急開刀；這位主播說，事前的徵兆是：視力逐漸模糊，快看不到；但因繼續審稿、觀看錄影畫面，沒有就醫，而致惡化。

「手術很快，但比想像的痛……」知名王姓氣象主播，

某天睡醒，視力模糊，以為是角膜破裂的舊疾復發，仍然趕去上班；在連續播報完4節晨間氣象之後，才就醫；經過檢查，發現視網膜兩處破了洞；為了避免惡化，導致視網膜剝離，而立即手術！

「就像黑色窗簾掉落，遮住視線，完全看不見！」有美食天王稱號的陳姓藝人，在上電視時自曝，2019年，他的左眼視網膜，兩次剝離；手術後的復原，超過半年；在那期間，他每天必須臥趴20個小時；他要提醒大家的是，重度近視者，千萬不要成天躺著滑手機；一有飛蚊症時，就要注意，趕緊找眼科，並定期做檢查。

「像壁紙整個剝落。」一個高中女生，兩眼近視，高達900度；有一天，她的左眼視力，開始模糊；但她卻又再忍了一個星期，一直到看不見黑板上的字；經就醫後發現，左眼的視網膜，已經破了三個洞，因此剝離；幸虧及時的手術治療，救回了一部分的視力。

飛蚊症

飛蚊症（floater），一種出現在眼前擾人的漂浮物，或斑點狀，或條線狀，或網狀，或一個，或一群。

在多數情況下，飛蚊症不是什麼大問題；但是，卻是不可忽視的徵兆；這是因為，它往往是其他更大、更嚴重問題的前身而已；把它當成冰山之一角，認真面對，找出致因，

才不會越來越糟。

一位前「黑澀會美眉」成員，在社群透露，幾年前，她的右眼有飛蚊症；後來，開始出現閃光，就算閉上眼睛，也是一樣；接著，視線開始模糊，才趕緊就醫；經過診斷，發現是視網膜剝離，隨即住院開刀；然而，手術之後的成效？視網膜能否貼合？則取決於她，是醒或睡，每天都要能長時間臥趴著休養，而且是醒或睡，至少持續一個月。

一名女子，年約 30，農曆年節追劇；曾在一天之內，連續追看多集韓劇，結果，眼前開始飛有黑影，閃著光線，經診斷，為飛蚊症；許多眼科醫生表示，春節年假後，門診爆滿；有的，才半天的門診，就已經出現 10 多起的飛蚊症個案；其中一位，便是狂追韓劇的 30 歲女子。

瘋狂的追劇，密集的電腦工作，目不轉睛的線上遊戲，瀏覽不停的線上直播、購物，也會是點燃飛蚊症的油料；在此，再次提醒，新冠疫情迫使全球全面進行的線上教育，每天 8 個小時，每週 5 天，而不再只是在週末，偶而 2、3 個小時的 3C 使用，將會引發學童眼睛，一場巨大的災難；知道的人，能預防的人，就用力預防吧。

藍光傷害效度

藍光，尤其是深藍光與紫光，對視網膜可能產生的傷

害，可以用傷害效度，亦即「藍光傷害函數」來量化；這個函數，在學術上，又稱為「光照視網膜炎函數」，最早，是由「國際非游離輻射防護委員會」（ICNIRP）所提出。

　　這個「藍光傷害函數」指出，在長期或強烈的光照下，就算不是紫外光，而是一般的可見光，依然會對視網膜造成傷害，特別是「視網膜炎」，如下頁圖 2-1 所示。

　　這個光譜所顯示的，是每一種光的光子，對視網膜所呈現的「傷害效度」；其中，最右邊，也是波長最長、能量最低的紅光，它會引發視網膜炎的效度，相對最低。

　　往左，也就是從紅、橙到黃光、綠光、藍光，波長越來越短，能量越來越高，相對的，它的傷害效度，就越來越強。

　　原本，繼續往左，也就是往紫光，甚至是紫外光的方向移動，此一傷害效度，應該是越來越強的；但是，如圖 2-1 所示，為何所呈現的深紫光或紫外光傷害效度，反而是開始驟降呢？

紫外光傷害解密

　　上述的「藍光傷害函數」，其實是來自於恆河猴的「光照視網膜炎函數」，如下頁圖 2-2 所示。

　　此一「光照視網膜炎函數」，記錄了紫外光（300nm）到橘光（600nm），對恆河猴視網膜所產生的傷害效度。

　　動物學家認為，從基因相似度或是生理藥物反應，恆河

猴都跟人類比較相近；另外，老鼠的眼睛，缺乏黃斑部，因此，便以恆河猴做為實驗替身。

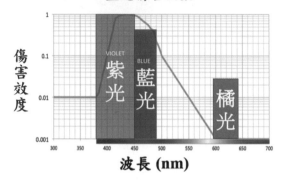

圖 2-1　「藍光傷害函數」，又稱「光照視網膜炎函數」，它顯示，紫光比藍光，對視網膜的潛在傷害，相對更大；在日光燈裡，便含有紫光。

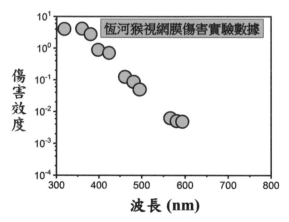

圖 2-2　「藍光傷害函數」的前身；「藍光傷害函數」，源自於恆河猴的「光照視網膜炎函數」；此一「光照視網膜炎函數」，記錄了紫外光（300nm）到橘光（600nm），對恆河猴視網膜所產生的傷害效度。

　　實驗結果顯示，高能量的光，像是紫外光，波長在380nm 或以下，其對恆河猴視網膜的傷害，遠比紫光強；紫光，波長介於 380 到 450nm，其傷害效度，亦比藍光強，誠如左頁圖 2-2 所示。

　　但是，因為人的眼睛有水晶體，會吸收部分深藍光與大部分紫光，特別會吸收絕大部分的紫外光（如下圖 2-3），等同幫助視網膜，擋下了這些「超級子彈」，使得「光照視網膜炎傷害效度」，在進入紫光區之後，直轉而下。

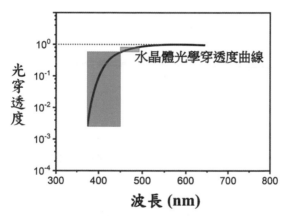

圖 2-3　人眼水晶體的光學穿透度；這水晶體，像保護視網膜的防彈衣，可以擋下部分高能量藍光，特別是擋下大部分超高能量的紫光與紫外光（450nm 以下）。

　　但是，這完全不代表，紫光與紫外光的傷害，是小的，是可以忽視的；相反的，它們對眼睛其他部位的傷害，是非常的嚴峻；過多的紫光與紫外光曝照，依然會造成水晶體的

病變、白化（白內障）。

　　這也是為什麼，經常下田工作的農夫、住在海邊的人，容易罹患白內障；因此，日光裡頭的紫外線、紫光傷害，必須慎防；豔陽天下，撐傘或戴上有效墨鏡，是護眼的基本動作。

藍光傷害函數──犧牲恆河猴換來的血光譜

　　過強或過長光線的曝照，會造成視網膜發炎的傷害。

　　這一個，從恆河猴視網膜傷害實驗數據，所得到的「傷害函數」，在經過人眼水晶體穿透度校正之後，其「光照視網膜炎效度光譜」（如 P.72 圖 2-4），也就是俗稱的「藍光傷害函數」，顯示如下。

　　首先，我們必須了解的是，說起光線對眼睛的傷害，藍光是遠高於橘光、黃光、綠光；而紫光，又遠勝於藍光；因此，將「光照視網膜炎函數」，說成是「藍光傷害函數」，是低估了紫光的危險性。

　　此外，原本，深紫光與紫外光的傷害更大，勝於紫光，更勝於藍光；但是，因為水晶體的幫助，擋下了大部分深紫光與紫外光這些高能「子彈」，而讓視網膜可能遭致的「傷害效度」，顯著下降；只是，蛋白質所構成的水晶體，在擋下大量高能的子彈之後，也會受到不可逆的傷害，而像似被煮熟的蛋清一般，漸漸變成不透光的蛋白。

再看這個函數、光譜的右方,在 600 奈米的黃橘光之後,就沒有實驗數據;猜測是,當實驗進行到橘光、紅光這些波長的時候,其潛在傷害,變得極小;譬如,590 奈米的黃橘光,其傷害效度,僅是藍光的 500 到 9,000 分之 1。

用這些橘光、紅光,要造成視網膜的傷害,若非採用極強的光線,就是需要極長的曝照時間,而這可能超出當時實驗的極限,或是超出恆河猴身體的極限;因此,這些更加微弱的傷害效度,就難以精準取得。

「為什麼不發揮科學精神,讓實驗再精進一點,找出更完整的作用光譜?」或許有人會這樣問。

問題是,這種實驗,一開始就不能做、不該做;原因很簡單,這些臨床實驗,是做在一群恆河猴的身上!這些顏色不同但強烈的光線,是直接照入這些恆河猴的眼睛裡,就在牠們的頭被緊緊的固定住時!照射之後,再觀察牠們的視網膜,是否發了炎、病了變。

這類不人道的行徑,不再見容於當今世界,因此,人類只能持續使用,這個用恆河猴眼睛與生命換來的血光譜,一個異常珍貴,但不可能再去完美的作用光譜;尤其,在認知、譴責這種冷血行為之外,人類更應該衷心感激這群恆河猴,為人類所做出的犧牲、貢獻。

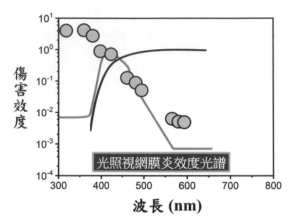

圖 2-4　將恆河猴視網膜傷害實驗數據，經過人眼水晶體穿透度校正之後，即可得到「光照視網膜炎效度光譜」，亦即俗稱的「藍光傷害函數」。

彩虹七色雖都美麗

　　彩虹，跟可見光一樣，有無數多種的顏色；為了方便表達，人們將它切分為六或七個顏色區塊，視其文化、背景而定。

　　我們熟悉的彩虹七色，分別是：紅、橙、黃、綠、藍、靛、紫；有些地方，將彩虹分成六色，分別是：紅、橙、黃、綠、藍、紫，也就是將靛光併為紫光。在此，我們且先採用國際常用的彩虹六色，看看每個顏色所對應的波長。

　　大致上，波長在 380 或是 400 奈米以下，會被歸類為紫外光或紫外線；400 到 450 奈米，算是紫光；450 到 490 奈米，

為藍光；490 到 560 奈米，為綠光；560 到 590 奈米，為黃光；590 到 635 奈米，為橘光；635 到 700-780 奈米，為紅光；700-780 奈米以上，可以歸類為紅外光或紅外線。

藍光傷害效度

光色	波長範圍 (奈米，nm)	效度/照度	中間波長 (奈米，nm)	效度/照度
紅外光(IR)	> 780		-	
紅(Red)	~ 635-780	1.68~	700	81.4
橘(Orange)	~ 590-635	0.781~1.68	620	1
黃(Yellow)	~ 560-590	2.28~0.781	580	1.05
黃綠(YG)	555	3.07	555	3.07
綠(Green)	~ 490-560	431~2.28	530	11.1
藍(Blue)	~ 450-490	7010~431	470	2350
紫(Violet)	~ 400-450	71500~7010	420	69840
紫外光(UV)	< 380		-	

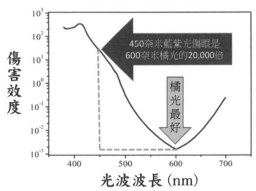

圖 2-5　實用的「光照視網膜炎函數」，應該是從單位流明亮度的角度來看；若要點亮，又要護眼，600 奈米的橘光，乃是首選，比 450 奈米藍光，友善 20,000 倍。

同樣是一顆光子，不同的波長，會給人眼非常不同的亮度感受；譬如，人眼對波長 555 奈米，帶有一點黃色的綠光，有最強的亮度感受度，683 個流明瓦，亦即，一瓦的能量，這個綠光，可以產生 683 個流明的亮度。

若是波長 400 奈米的深紫光或近紫外光，僅有 0.27 個流明瓦；450 奈米的深藍光或淺紫光，為 26 個流明瓦；700 奈米的深紅光或近紅外光，也只有 2.8 個流明瓦。

在實用上，我們會想知道，日常所用的燈光，會有幾個流明的亮度，而不是幾顆、幾百顆或幾千顆的光子通量；此外，我們會想知道的是，什麼光？可以給我們最多的流明亮度，滿足照明的需求，同時，對眼睛，也是相對最為友善的。

因此，我提出了單位亮度下的傷害效度，如上頁的表格所示；如此一來，我們便可一目了然，對視網膜而言，誰是最為友善的，誰又是為害最甚的。

如果，我們將 620 奈米橘光的傷害效度，當作是 1 的話，那麼，450 奈米的深藍光或淺紫光，其傷害效度，則約為 7,000 倍之強；420 奈米的紫光，其傷害效度，則約為 70,000 倍；這也就是為什麼，我要一直提醒大家，小心日光燈管、省電燈泡，就是因為它們會釋放出紫光。

再相對於 620 奈米的橘光，635 奈米的紅光，其傷害效度為 1.68 倍；700 奈米的深紅光，其傷害效度，則約為 81 倍；若是相對於 590 奈米的黃橘光，635 奈米紅光的傷害效度為

2.15 倍；700 奈米深紅光的傷害效度，則約為 104 倍；因此之故，再次確定，最友善的光，是橘光，不是紅光。

這是因為，越往深紅光區移動，人眼就越發感受不到這些光線的亮度；一直到進入紅外光區，就幾乎感受不到亮度；也就是，人的眼睛，開始看不見這些光線；也是因此，科學家將這些光，稱作是紅外光，或是紅外線。

如 P.73 圖 2-5，便是從單位亮度的角度，來看各個波長、光色，對視網膜可能產生的傷害效度。

從圖中可以看到，450 奈米的深藍光，其傷害效度，是 600 奈米橘光的 20,000 倍；留意一下，你的 3C 產品，其背光，是否就是由這深藍光所組成的？此外，為了護眼，可以開始認真考慮，使用以橘光為主的燈飾了；想想油燈、燭光或夕陽光，沒有藍光，在入夜之後點起，除了護眼，又增添了柔美氛圍。

藍光迷思——藍光在哪裡？

「只要是白光，就會有藍光。」

在這十幾年，從上百場次的巡迴演講時發現，很多民眾對「藍害」是無感的，特別是年輕人，尤其是當他們的眼睛，還沒受傷嚴重的時候。

「教授的學識淵博，尤其在材料光學方面的研究，更是

國內的翹楚；聽周教授這麼說，多少可以理解，『藍光』還頗可怕的；只是，我有點好奇，在我們的生活周遭，我並沒有看到藍光？」一位廣播電台的男主持人，很技巧的問著。

說了半天的「藍害」，主持人還似絕緣體，完全無感；我心裡想著，如果主持廣播節目的他，都有聽沒有懂，一般聽眾，又如何能夠聽得明白？

原來，凡事不都是那麼的理所當然；我們一群人，成天接觸「OLED」（有機發光二極體），接觸光源，看著儀器測出來的光譜，當然知道藍光在哪裡；但是，這絕對不能代表其他人，特別是一般民眾，也能夠如此理解。

對我來說，這一次，這位主持人的這樣問話，並沒有惹怒人的問題，畢竟，這並不是同行的挑釁；相反的，這個問題，反而將我敲醒：「是啊！要不是入了這一行，我也不會知道『藍光』在哪裡。」

從這次開始，隨身攜帶光譜儀，便成為我四處演講、宣導的必備，就算是接受沒有畫面播送的廣播電台邀約，也是如此：如果我不能說服主持人，讓主持人看個清楚，聽眾又如何能聽得明白呢？

右頁上圖顯示的，便是四款常見手機螢幕白光的光譜（如圖 2-6）；不論是哪一個品牌的手機，都是使用紅、綠、藍（R、G、B）三原色，來組合成它們的背光；因此，「只要是白光，就會有藍光！」這句話，是可信的。

原來藍光就藏在白光裡

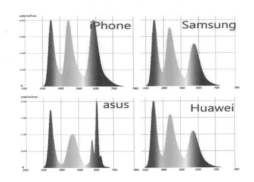

圖 2-6 「只要是白光，就會有藍光！」我們眼睛所看到的手機白光，其實是藍光、綠光和紅光所組合而成；在光譜儀的偵測下，手機的白光，現出原形，無論它是哪一家、哪一款。

常見的平板與電腦，其螢幕背光，一樣清晰可見它們的 RGB 三原色（如下圖 2-7）；所不同的是，這款平板與電腦的藍光，特別的強。

原來藍光就藏在白光裡

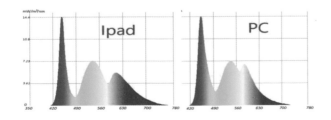

圖 2-7 平板與電腦，它們的螢幕，比手機的大，比較容易觀看；只是，它們也釋放出比較多的光線；更令人擔心的是，有的藍光，還比手機的多很多。

進一步檢視，還會發現，這平板的藍光，特別的深，是深藍光，甚至是淺紫光；從「藍光傷害效度」的角度來看，它的潛在傷害，是非常的大。

之前，為了避免用手機打字、辦公太久，傷眼太重，而改用平板；一個清晨，看不到半個小時，兩隻眼睛，就整個不舒服了起來，好像前晚沒睡好一般，但我明明有睡好，還睡了 7、8 個小時；這個令人不舒服的現象，直到我戴上防藍光眼鏡之後，才完全改善，可見它的藍害之大。

「知道的時候，已經太晚了！」當我第一次看到電腦螢幕的背光，尤其是它那高起的藍光，我禁不住哀嘆了起來，原來，我的兩隻眼睛，就是敗在它的手上！

白光的組成原理

透過稜鏡，我們可以將自然界的日光，分解成七色彩虹；或是透過光譜儀，我們可以看見白天的日光，從紅到紫光，無一不缺；反過來說，我們也可以用這彩虹七色，來混合而成白光。

如果我們再用光譜儀，來量測 3C 的白色背光，就會發現，它們幾乎都是由 RGB 三色光所組成，正如前面幾個圖所顯示；同樣的原理，顯示器或照明技術人員，可以用 RGB 三色光，來組成白色背光，或是電燈的白光。

如 P.80 圖 2-8，解構了第一代（陰極射線管 CRT）與第

二代（液晶顯示 LCD）電視機的白光畫面，讓我們可以看到它們的組成畫素（次畫素）、原形；基本上，每三個紅綠藍（RGB）次畫素，可以組成一個畫素、一個點；藉著這些畫素，再組成電視機的畫面；手機、平板、電腦螢幕的組成，也是根據這個原理。

舉例來說，市面上說的 4K 超高解析度（UHD 4K），指的就是螢幕上的每一行，有接近 4,000（4K）個畫素（實際上為 3,840 個）；8K 超高解析度（UHD 8K）的螢幕，每一行有接近 8,000（8K）個畫素（實際上為 7,680 個）；總之，「藍光」次畫素，是所有彩色螢幕的一個基本組成，現在，我們可以眼見為憑。

如下頁圖 2-9 的光色圖，可以用來說明，使用恰當的紅、綠、藍光色比例，就可以組成純白光或是泛白光。

3C 製造者，想要螢幕發出迷人萬變的色彩，此時，他們會選用深紅光、深綠光、深藍光做基底，以擴大可以顯示的色塊或色域（P.81 圖 2-10）；只要色域夠寬，它們便可以呈現純白、泛白、黃白或橘白光，甚至，單純呈現單色的深紅、深綠或深藍光；如果要呈現黃光螢幕，則只需開啟紅光跟綠光；同理，若要呈現紫光，就會開啟紅光跟藍光，而關閉綠光。

紅綠藍次畫素組成的電視電腦螢幕背光

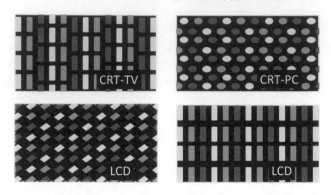

圖 2-8　解構、放大電視機的白光螢幕，你會看到藍光、綠光、紅光，三種次畫素，不論它是第一代笨重的陰極射線管（CRT）電視，還是第二代的液晶電視（LCD）；也無論它的次畫素，是圓的，還是扁的，都一樣。

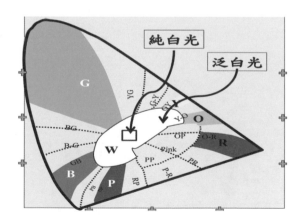

圖 2-9　這個光色結構圖告訴我們，結合藍光、綠光、紅光，便可以混合出泛白光或是純白光。

典型的 RGB 三波段白光組成

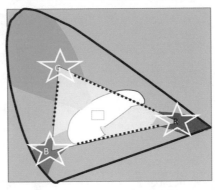

圖 2-10　這個光色結構圖告訴我們，結合藍光、綠光、紅光，便可以混合
　　　　　出泛白光或是純白光。

　　一些低階的照明光源，不會採用較昂貴的 RGB 三色光技術，而是採用藍加黃的雙色光技術，來混合出二波段白光，如圖 2-11 所示；常見的產品，包括：LED 手電筒、路燈、車頭燈。

典型的 BY 二波段白光組成

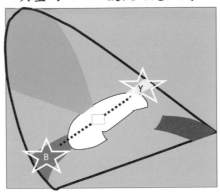

圖 2-11　低階照明光源，主要是結合藍光與黃光而成；像是 LED 手電筒、
　　　　　路燈、車頭燈。

雖然，使用紫光，配上黃綠光或是綠黃光，也是可以混出二波段的白光；但是，這種技術，比較不宜使用，這是因為，紫光對眼睛與生理的潛在傷害，比藍光大很多；此外，人眼對紫光的視覺感受度，遠遠不及藍光，譬如：420 奈米紫光的光效，只有 460 奈米藍光的 15 分之 1，這會使它的照明效果很差，點不亮。

無所不在的藍光殺手

「只要是白光，就有藍光。」

因此，我們可以下一個結論，那就是，只要是白光，就有藍光；自然的日光如此，人造的白光也是如此，無論這人造白光來自照明燈光，或是來自 3C 螢幕；如果你看到的是黃白光，像是以前的燈泡，或是現代的暖色系燈泡，它們一樣是含有藍光，只是略少一些而已。

第三章

適讀亮度——看書、看電腦到底要多亮？

個案故事分享

個案故事一：懊惱進行式！才剛換了 LED 燈

「哎呀！我的辦公室，才剛剛全部換成 LED 燈。」

「每天一萬步，健康有保固！」原本，我打算邀請「亞洲羚羊」、健康大使——紀政女士，擔任「抗藍害」代言人，畢竟，她一直關心著國人的健康，不斷倡導勤走運動的重要；當我告訴她，LED 藍光所造成的種種傷害，希望請她擔任「抗藍害」代言人時，她卻很訝異地告訴我，七月的時候，她辦公室的燈光，才剛剛全部換成 LED。

「哎呀！我才花了將近 90 萬，將新蓋別墅的燈光，全部裝成 LED。」

在上某個健康節目之後，同台的醫院退休院長，很感遺憾的說，為了退休好居住，他們才蓋好了一棟別墅；結果，他聽了兒子的建議，整個別墅的照明，全面採用了 LED 燈。

「哎呀！我才剛花了 23 萬，將家裡的燈光，換成 LED。」

2019 年底，《擁抱暗黑》新書上市；2020 年初，接受一位著名作家，也是節目主持人的廣播專訪時，她說到，她聽了一位建築名嘴的建議，將家中原有，也是她喜歡的暖色燈光，換成白光 LED；她說：「這位建築師告訴我，這樣才

不會有色偏。」

「妳被誤導了！」我直接告訴她。

書本的字是黑色的，紙張顏色偏白，看書只管黑白，不管色彩，哪來的色偏問題？如果，依照這位建築師所講的，連黃昏後都要點亮白光，那要黑夜做什麼？要暗視覺細胞做什麼？而且，一隻眼睛裡頭，還有 1.25 億個暗視覺細胞呢！

長期看到節能燈光的廣告，於是大家的心防卸下，能換的就換；於是，LED 光源，從 3C 螢幕、車頭燈、路燈、公家辦公室，也就一路攻入個人住家，甚至是學生的教室；節能當然是對的，光害當然是錯的，除了節能，還必須是護眼、顧命。

個案故事二：有沒有搞錯？夜點「晝光燈」？

「晝光燈」？

如果沒有弄錯，有人是將純白色，色溫 6,500K 的燈光，稱作是「晝光」。

這裡頭，有兩個迷思，如果，我們且不稱作是錯誤的話；第一，自然界的太陽光，就不是純白光，而是帶一點點微黃，除非是陰天的天空；給人們點陰天的光，對嗎？心情能好嗎？

白天的太陽光色，從清晨、正午到黃昏，各有不同；晴天的時候，橫跨整個天空的光色，也不是毫不著色的陰沉白

光，而是讓人心情愉快的藍天，色溫 10,000K 的藍白光。

第二個迷思是，入夜之後點晝光，將家點亮、點白，是為了工作嗎？如果不是，而是為了休息，想要讓眼睛休息，特別是要讓亮視覺細胞休息，讓新陳代謝慢下來，心情放鬆下來，那麼，開啟晝光燈，就會適得其反。

「有沒有搞錯啊？入夜點晝光？」無獨有偶的，一位我以前的同事，一位我現在的同事，看了廣告，以為晝光燈是好光，便將家中原有的燈泡給換了；結果，入夜好不好睡？你猜得到的。

「嫂子不一定同意！」為什麼不換回來？這下子，更明白了，原來，不是他們說的算，當家作主的是另一半；儘管如此，他們應該要把正確的知識帶到，也要讓另一半知道：「現代世界的電子光線，正是乳癌日益攀升的主因」。

個案故事三：故宮博物院的客訴

「下次遇到客訴的時候，我們就請周教授代為回覆。」

位在台北士林外雙溪的故宮博物院，是國際著名的博物館；在新冠疫情之前，每年入館參觀的，可以接近 4 百萬人次。

為了維護典藏文物，減少光線對展示文物的傷害，展間的照明，都盡量維持在最低的照度水準；只是，這樣的作為，這樣子的照明，經常被來館參觀的遊客給客訴，抱怨太暗了，

走路會有危險。

這個看似兩難的問題，其實是有解的。

2021 年 12 月 23 日，應故宮博物院之邀，我來到了故宮北院；這一天，故宮南院，負責展間照明的人員，也一併出席，就是為了解決「藍光傷害文物」等問題。

館務人員說了，儘管故宮博物院展間的光線，已經遠較國外來展時的亮，但是，一直有客訴，說什麼「展間太暗，看不清楚，會有危險」；經過一個半小時，大約 30 多回的問與答，諸多的狀況，有了清楚的輪廓，各自的解決方案，也逐一浮現。

簡單的說，有些展品，像是陶藝作品，不怕光，又需要展現原彩，則可以使用高光質的白光照明，只是不需要很亮，因為不用 3 個勒克斯，就可以讓人看到全彩；對藍光敏感的油畫、彩墨，則宜考慮低或微藍的採光；無關色彩又易發黃的書法作品，自然可以採用無藍光的燭色光照明。

至於展間，或是參展路線「太暗」問題，則可以善用「暗適應」原理；透過「觀展前的解說」，或是「玄關」，來做緩衝，讓「暗視覺」開啟之後，再正式展開參訪。

如何美妙採光？這問題正在挑戰著故宮；相較於歐美，我們可以再多充實一些，用光、採光的知識與素養。

個案故事四：在清境暗空公園趴趴走的老人家

「曾有老人家來抗議，說是路燈太暗，若是害他跌倒，要告國賠！」

台灣暗空學會，理事長林正修，苦笑的說著，他們想在清境地區，推動暗空公園，但是，從來就沒有容易過；某位老人家的抗議，更徒增了推動的困難。

2012年，台灣暗空運動，在合歡開啟，倡議降減入夜光害，以維護觀星夜空；在多人多年的努力下，2019年8月，由南投縣政府出面整合，向國際暗空協會（IDA），完成了「合歡國際暗空公園」認證的申請；之後，需每年提交相關文件，以為審核；此外，亦需有持續性的計畫，以兌現5年內，改善95%，10年內，改善100%的承諾。

「眼睛既然不好，就不要入夜趴趴走；將路燈點得很亮，暗空不暗，貓頭鷹無法討生活，蝙蝠無法趁夜覓食，這是什麼道理？」

在聽完林理事長的心路歷程之後，我不禁要懷疑，這老人家，難道是存心來亂的嗎？應該不是，可能是看慣了亮，用慣了亮視覺；也許，我可以幫忙訓練，開啟他的「暗視覺」，以化解中間的難處。

看書應該要多亮？

「看書應該要多亮？」幾年前，意外發現，我的身邊，或是可查的文獻，沒有人可以回答這個問題；無論是科學家也好，甚至是眼睛科學家，醫生也好，甚至是眼科醫生、驗光師，誰都無法回答這個問題，這真的是太令人震撼了！

看書應該要多亮？答案絕對不是「越亮越好」；但是，到底要多亮呢？如果，秉燭、囊螢都可以夜讀，鑿壁借光都可以看書，那麼，看書肯定是不需要很亮的，對吧！

就像是食物加鹽比較美味，但絕對不是越鹹越好；就像是飲料加糖比較上口，但絕對不是越甜越好。

我發現，道理是一樣的，看書的燈亮，會比較易讀、好看，但絕對不是越亮越好。

對眼睛而言，每一次，每一顆光子，進入眼睛，來到視網膜，視網膜細胞，就要做一次工，就會發生一次「光化學反應」，這是一種氧化反應；過度的氧化，會造成細胞發炎、凋亡，就不是什麼好事。

每一次的光化學反應，就會產生一份氧化性壓力，一份氧化性廢棄物；因此，如果燈點太亮，也就意味著說，會有大量光子進入眼睛，讓眼睛產生大量的光化學反應，產生大量的氧化性壓力，以及大量的氧化性廢棄物，以致造成眼睛

極大的負擔；這也就是為什麼我要說：「不要太亮。」

以前的時候，人們因為缺乏食物，會將菜做鹹一點，好下飯，或是，將菜的味道做重一點，好開胃；到了後來，心臟、腎臟開始出問題，人們才驚覺：「太鹹不好」。

近代，人們喝大量的含糖飲料；結果是，越甜越上口，只是，越喝越好喝的後果是，體重漸漸上升，身材慢慢走樣，接著，健康也開始亮起了紅燈。

現代人，將燈點得太亮，以至於傷眼，視力反而快快走樣；又毫不在乎，未知改變，一直等到嚴重的時候，才悔恨、懊惱；更不談，在錯誤的時間用光，又用錯光，以至於傷眼又傷了身。

簡單的說，太鹹、太甜、太亮，都是對身體有害。

猶太人的「今日事今日畢」

「今日事今日畢」這句話，從小聽到大，覺得很勵志，也沒想過會有什麼問題；直到有機會認識不同的文化，不同的民族。

「要怎麼算，才是一天？」

我們的一天，是到半夜 12 點為止嗎？如果是的話，就很不妙了；這是因為，晚睡會減少壽命；工作到深夜，帶著壓力就寢，會妨礙睡眠品質；再者，夜以繼日的工作，也確定會傷眼。

猶太人呢？太陽下山的時候，便結束了他們的一天；他們的格言，「趁著白天工作」，跟我們的「今日事今日畢」一樣，都是奉勸大家，要抓緊時間，認真工作；所不同的是，他們落實了「日出而做，日落而息」的古老智慧，而我們沒有。

大量的科學證據顯示，「日做夜息」，吻合生理時鐘，是健康的，到頭來，是智慧的；這當中，似乎也透露了一個訊息，那就是，入夜看書，是否是不智慧的呢？

答案慢慢浮現

看書到底要多亮？因為沒有答案，所以，我們只好自己尋找；這也是當年，在美國密西根大學（UM），攻讀博士學位時，所訓練出來的；沒有答案，自己找答案，沒有方法，自己找方法；路，總有盡頭，再來，就要自己鋪了。

所幸，研究經驗多了，研究人力夠了，研究工具也到位了；再加上曙光女中校長、主任、老師們，多年積極的推動，讓科學社一屆又一屆，一群接一群，那充滿創意與動力的「好奇寶寶」參與，想要的「答案」，就這樣，一個一個，慢慢的浮現。

也是因此，在指導曙光女中高中生，進行科學研究的這些年當中，「看書到底要多亮」，就變成首要的研究重點之一。

我們之所以能夠順利進行這些研究，主要是拜新儀器「藍害量化光譜儀」（SRI-100）誕生之賜；從提議再提議，前後經過了好幾年，總算得到「波色科技公司」的首肯，共同合作，開發了這一台儀器，因為是掌上型的，隨身攜帶、隨時量測非常方便，SRI-100，也就因此，變成了我們的研究利器。

自從成功開發以來，才幾年之間，就發表了十多篇的研討會論文；當中，許多重要的發現，也都逐一在撰寫當中，準備投向國際期刊；幾項創新甚至是原創的研究成果，正在遙遙領先全球之中。

就是因為如此，我們才開始知道，看書到底要多亮；這個令我們好奇多年的問題，也才總算有了具體的答案；而其答案是，因人而異；有的人，只需要幾個勒克斯，有的人，需要到近百個勒克斯。

原來，沒有一體適用的閱讀亮度；就像是，沒有一套衣服、一雙鞋子，可以適用所有人的；適合大人看書、閱報的亮度，不見得適合小孩子；就像大人合穿的衣服、鞋子，就很難穿在小孩子身上、腳上；就算是適合某個小孩，也不一定適合其他孩子；眼睛沒有不比腳丫子細膩，一樣需要「量身訂做」、「因人而異」的亮度、燈光。

適讀亮度

　　為了容易溝通，我給了一個新的名詞，叫做「適讀亮度」，用來量化說明，適合一個人清晰閱讀所需要的亮度。

　　這個「適讀亮度」，指的是光線到達閱讀者眼睛的照度，而不是到達書桌、課本、辦公桌或公文的照度。

　　這是因為，能否讓人看得清楚，是最後到達眼睛、進入眼球的光線；就算燈光照到桌面、書本的照度相同，但因每個人的身高不同、閱讀姿勢不同等等，真正到達閱讀者眼睛的照度，也會不同。

　　此外，課本、公文等等的材質不同，反射而出的光線強度，也會不同；因此，一切均以到達眼睛的照度才算。

　　因為這個重大「發現」，我們開始可以試著回答，「看書到底要多亮」，這個科學界應該回答，而一直沒有回答的問題。

　　這個「發現」，也將改寫至少一部分全球照明的規範；或者說，先前的一些規範，真的是問題大了。

　　如果，全球日益攀升的近視人口，特別是重度近視的人口，正是因為越來越亮的照明所引起，而制定照明規格的人，卻不斷在倡導更亮的照明，那麼，這個問題，就真的會超出想像的大；相關故事，容後述說。

　　「適讀亮度」，除了因人而異之外，還會受到一些因素的影響，像是：年紀、字體大小、燈光顏色、近視度數、主眼副眼……等等。

認識「勒克斯」──真正會影響眼睛的照度

　　在這之前，我想先介紹，什麼是「勒克斯」；一個勒克斯，又是多亮？這樣一來，我們就能具體了解，一般適讀的「幾個勒克斯」，或是「幾十個勒克斯」，究竟是怎樣的亮度。

　　「勒克斯」，是一種照度（illuminance）的國際單位，單位符號是「lx」，它是用以測量，一個光源，照在一個單位面積上的亮度；一個勒克斯，就是在每一平方公尺的面積上，有一個流明的光通過，亦即，1 勒克斯＝ 1 流明／平方公尺；其中，「流明」是光源的亮度單位，用於表示一個光源，在單位時間內，所發出可見光的總量。

　　一根蠟燭，可以發出大約 12 個流明的亮度；一顆 10 瓦、功效 12 個流明瓦的鎢絲燈泡，可以發出 120 個流明，約等同 10 根蠟燭的亮度；一顆 10 瓦、功效 60 個流明瓦的 LED 燈泡，則可以發出 600 個流明，等同 50 根蠟燭的亮度。

　　因此，一個勒克斯，大約就是 12 分之 1 根蠟燭的亮度，照在 1 平方公尺表面上的照度；或者是說，1 根蠟燭，它所產生的亮度，若是全都照在 1 平方公尺的表面上，就可以產生 12 個勒克斯的照度。

「用蠟燭看書會很暗！」我們常常聽到有人這樣說。

這樣的說法，有一半對，一半錯。

相對於平常所處明亮的環境，一根蠟燭，確實點不了太亮；在此前提下，點蠟燭看書，是會覺得很暗。

此外，蠟燭的火光，是屬於點狀、集中；它那相對明亮，甚至刺眼的火光，會迫使我們的瞳孔縮小，暗視覺關閉，亮視覺開啟；當我們將視線，從明亮的燭火，移到書本或菜單上時，第一瞬間，自然覺得很暗，這是一種相對上的暗；要待一陣子之後，暗適應生效，書本或菜單上的字，才開始躍然紙上。

影響「適讀亮度」的因素

看書到底要多亮？答案可能是 2、3 個勒克斯，或是 80、100 個勒克斯，完全因人而異；如前所述，影響「適讀亮度」的因素，至少包括：年齡、字體大小、燈光顏色、近視深淺、習慣、主眼副眼、日夜等等。

年齡因素

年齡，確實會影響「適讀亮度」。

我們或許會注意到，年紀大了的人，往往需要較高的亮度，才能看得清楚；或者是，他們習慣把燈光開得很亮。

「把燈開亮一點！」我不知道遇見了多少類似的個案，

家中做大人的，往往要求小孩子，特別是在看書的時候，要把檯燈開亮一點；小孩若有不從，大人也是不會停止他們的關心的。

「好意帶人下地獄！」就是我要提醒家中「大人」的。

小孩子的檯燈，看書的亮度，千萬不能用大人的眼睛來衡量，要不然，所謂的「越亮越好」，就真的會造成愛之反倒害之的危險。

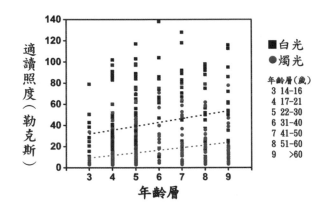

圖 3-1 「適讀亮度」量測結果顯示，年齡漸增，平均所需照度增加；比起燭光，用白光看書，需要較高的照度，才能看清楚；此外，雖屬同一個年齡層，不同的人，也有非常不同的照度需求，這顯示，還有其他因素，在影響著「適讀亮度」。

經過幾年，我們累積了幾百筆的「適讀亮度」量測結果，正如上圖 3-1 所示；平均而言，從國中群組的 14 至 16 歲，上升到 60 歲以上時，使用白光閱讀所需要的照度，從 32 勒克斯，上升到 53 勒克斯；年長者的「適讀亮度」，大約是

青少年的 1.7 倍。

如果使用燭光燈時，則從 9 勒克斯，上升到 24 勒克斯；年長者的「適讀亮度」，約是青少年的 2.6 倍。

因此，我們或許可以說，年紀越大時，清楚閱讀所需要的照度，會漸漸增加。

然而，我們也可以發現，儘管年齡相近，不同的人，其視力，或是他的「適讀亮度」，可以非常的不同。

以 14 到 16 歲的國中群組而言，同樣使用白光照明時，最低的適讀亮度為 10 勒克斯，最高 80，其間差異 8 倍；使用燭光時，最低為 3 勒克斯，最高 30，差異 10 倍。

若以 17 到 21 歲的高中、大學群組而言，使用白光照明時，最低的適讀亮度為 8 勒克斯，最高 100，其間差異 12 倍；使用燭光時，最低為 3 勒克斯，最高 50，差異 17 倍。

「儘管年紀相似，『適讀亮度』卻可能大大不同」，這個現象，引起了我們的注意；也讓我們更加堅定了一件事，那就是，閱讀光線，因人而異，必須量身訂做；否則，像是辦公室或是教室的照明，適用 A，不一定適用 B；對甲剛好，可能對乙太亮；或是對乙剛好，而對甲太暗。

辦公室的照明，或許還好處理，每個人總是可以有一盞自己的檯燈，自己調整所需要的亮度；教室或是工廠，這種多人共用的空間，則較具挑戰，需要再思考、設計，以照出個人需要、健康、舒適的亮度。

字體大小因素

我們的研究也發現，字體大小，影響「適讀亮度」甚鉅！

想要看清楚越小的字體，就需要越高的亮度，對大人或深度近視者，尤其明顯。

以我自己為例，每次在學生考完試、改完試卷之後，我會依照分數的低到高，逐一唱名，發回給學生，這樣一來，我就可以逐一認識每一位同學，並且，試圖將他們的成績，跟學習成果，與所坐的位置，做一個連結。

然而，這唱名，是一件越來越具有挑戰性的工作；一來，是因為有些人的手寫字體，不是像甲骨文，就是像草寫簽名，就不是給人看的；再來，多數的字體，都是小到連他們自己，甚至同儕，都難以辨識，資深教授就更不用說了；又因為是用投影片上課，前排的燈，往往是關的；這逼得我不得不摘下看遠的眼鏡，趴在考卷上，費勁的判讀。

最近這一次發現，當我請助教開啟前排照明之後，在較亮的光線下，我竟然可以辨識多數學生寫得小小的姓名，除非他們寫的真的很潦草、很離譜扭曲。

眼睛老花的人，想要穿針引線，常有百般的困難；但是，如果你把環境的光線，打得透亮，此時，你會發現，原來穿針引線，也可以很輕鬆；這也就說明了，想要看很小的字，或者要穿很小的針眼，增加光線強度，是有幫助的；只是，眼睛的傷害，也會因此更快來到。

　　2021 年底，我們與曙光女中的研究結果確認，書本字體越小的時候，清楚閱讀所需要的照度，就要越高；若是使用白光做為照明的時候，則尤其嚴重。

　　這不禁讓我們聯想到，從小學開始，一直到大學，教科書上的字體，是越來越小，學生所需要閱讀的內容，是越來越多；用更長的時間，看更小的字體，無怪乎，近視的比例，從小學 3、4 年級以後，就快速飆升，而且，一年比一年嚴重。

燈光顏色因素

　　2012 年聖誕節前夕，國際學術網站《材料眺望》（*Materials View*），刊登了我們發明的「燭光 OLED」；這個燭光 OLED，沒有藍害，不會妨礙褪黑激素分泌，除了護眼，還有益舒眠。

　　最出乎我意料的是，如果使用這個燭光燈看書，則不需要太高的照度，就可以看得很清楚；相對的，如果使用白光檯燈，那麼，就需要兩倍甚至三倍的照度，才能夠看得清楚。

　　在這幾百筆「適讀亮度」的檢測當中，我們發現，檯燈的光色，影響非常巨大；以要看清楚 12 號的字體為例，使用白光 LED，平均需要 40 個勒克斯，使用燭光 OLED，則僅需 16 個勒克斯。

　　我們知道，在同樣的照度下，使用白光看書，會比燭光更容易產生「光照視網膜炎」（photoretinitis），就因為白

光裡頭的藍光；因此，使用白光看書時，時間要短，在同樣的照度下，它可容許的曝照極限，只有燭光的十分之一不到。

這個曝照極限，又跟照度成反比；也就是說，如果照度越高，可以看書或辦公的時間就越短；以這裡所述的為例，使用白光看書所需的照度，是燭光的 2.5 倍，那就等於看書、辦公時間，要縮短 2.5 倍；高照度，再加上藍光的傷害效度，使得可以安全使用白光看書的時間，必須限縮約 30 倍。

從實用的角度來看，如果使用白光，可以安全看書、辦公 20 分鐘的話，那麼，使用燭光，則可以增加為 30 個 20 分鐘，等於是 10 個小時，足夠一天的辦公所需了。

近視深淺因素

「同樣經過視力矯正，為什麼每個人看書的的燈光亮度會不同？」2021 年，曙光女中科學社的同學，在選擇研究題目時，注意到了這個現象。

「近視度數，會不會影響『適讀亮度』？」就算經過了視力矯正，每個人都有 1.0 的視力，近視度數不同的人，會否需要不同的「適讀亮度」？

經過一個學期，前後大概十次，每次兩節課的探索，初步的研究結果出爐，答案是確定的，也就是說，近視度數會影響「適讀亮度」。

經過多次的論文撰寫會議，將數據做整理、製圖、比對、

分析，我們發現，儘管經過視力矯正，近視度數較深的人，就是需要較高的照度，才能清晰閱讀；這個現象，在看比較小的 7 號字體時，尤其明顯；若是使用白光檯燈時，則又更為嚴重。

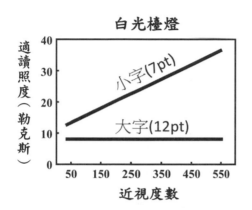

圖 3-2　近視的深淺，會影響「適讀亮度」；當字體夠大時，這影響不大；但是，當字體變小時，譬如從 12 變 7 號字時，則影響巨大。

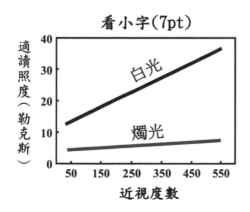

圖 3-3　燈光的顏色，也會影響「適讀亮度」，特別是在看小字體的時候；但是，當字體變小時，譬如從 12 變 7 號字時，則影響巨大。

以 550 度重度近視者為例，用白光閱讀 7 號字體時，約需 36 勒克斯的照度；同樣的條件下，50 度的輕度近視者，則僅需約 15 勒克斯（如 P.101 圖 3-2）。

若是改用燭光燈，則情況大有緩解；重度近視者，需要 8 個勒克斯；輕度者，則僅需 4 個勒克斯（如 P.101 圖 3-3）。

文獻指出：「高度近視的人，更容易罹患各種眼睛疾病。」

如今，證據浮現，那就是，近視度數較深的人，看書的時候，需要較高的照度；因為較高的照度，就較容易引發光照視網膜炎；此外，再加上大家慣用白光，經過其中藍光的傷害、催逼，高度的近視，容易引發諸多眼睛疾病的這個現象，便有了一個清楚、合理的解釋機制。

習慣因素

「參加測試的同學，有一種共同的反應，就是不習慣燭光。」研究小組的成員，曙光女中的同學，如此反應。

然而，測試結果，卻都令她們驚訝：「儘管不習慣，用燭光看書所需的亮度，卻都低了很多，而且可以看得很清楚！」

現在，科學數據顯示，燭色光確實比較不會傷眼，剩下的，就是習慣不習慣的問題了。

12,000 年以前，人類只有火光，可以照亮暗夜；接著，

才有了油燈；5,000 年前，埃及人發明了蠟燭；一直到 200 年前，也就是電燈發明之前，人類在室內，或者夜晚，所點上的燈光，全都是像油燈或蠟燭光的橘白光。

這麼長久的一段人類史上，未曾聽說，有誰有不習慣這些光色的問題，頂多只有因為燈油、蠟燭太貴，而少點，或是索性不點；當時，能夠秉燭夜讀的人，恐怕也都是富貴人家。

大約 50 年前，白光問世，首先進入工廠，接著，大量進入亞洲人的家裡；此時，夜晚不僅開始沒有暗黑，而且，還像正午的日光一樣白。

經過幾代的使用，任誰也都習慣了白光，白天使用白光，晚上使用白光！問題是：「這是好習慣？還是壞習慣？」

如果我們知道，這是壞習慣，那麼，說實在的，這個習慣問題，就不再是問題；擁抱燭光，是再自然不過了，尤其，當我們知道全球最幸福的國度——丹麥，有八成的人，是因點燃蠟燭而感到幸福。

從 P.96 圖 3-1 的數據，我們也可以發現，從大學生的年齡群組開始，一直到 65 歲以上的群組，都有一些個案，在使用白光時，需要 100 個勒克斯以上的照度，才能「看清楚」；在經過訪談之後了解到，他們就是習慣這麼亮看書。

在早期的檢測過程當中，我們並沒有讓受測者，先在暗室裡靜坐個 5 或 10 分鐘，再進行檢測；當他們從明亮的場域，

進到我們檢測用的行動暗房時，眼睛的亮視覺，尚未切換到暗視覺，或者，才正在切換、適應當中；因此，所測得的數值，普遍偏高。

因此緣故，我們或許可以推論，有人「習慣」在透亮光線下看東西，有一部分是因為外在環境的關係。

當一個人，長期處在明亮的環境下，或看書，或辦公，而且，成了日常，成了習慣，一旦進入較暗的地方，或是少開兩盞燈，肯定會讓他不習慣，甚至，也會因為瞬間的看不清楚，而感到害怕、不安；此時，若沒有稍作緩衝，讓暗視覺接替，將燈開亮便是他的習慣、選項；只是，如今我們已經清楚知道，這是要特別對付的「壞習慣」，就是因為太亮傷眼。

主眼、副眼因素

2019 年，在與台大醫學院眼科權威葉醫師合作研究時，我的研究生鄭仲凱發現，電競比賽使用的螢幕，如果藍光可以濾除，則對眼壓的影響較小；也就是，眼球的壓力，比較不會隨著電競時間的推升，而迅速飆升；反之，螢幕藍光沒有濾除的時候，眼壓就會隨著電競遊玩時間的增加，而明顯上升，或嚴重高低震盪。

在這個研究當中，有一個有趣的發現，那就是，比較容易受藍光曝照影響，而眼壓飆升的，是「主眼」，也就是所

謂的「慣用眼」,而不是「副眼」;這也意味著,在電競活動中,主要是主眼在做工,而致較易受到光照的影響,因而眼壓升高或明顯震盪。

話說回來,在「近視度數對適讀亮度之影響」研究裡頭,同學們發現,重度近視的人,如果單用副眼來看書,所需要的照度,要比用單用主眼或雙眼,高了許多(如圖3-4)。

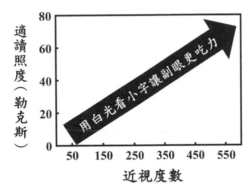

圖3-4 對近視度數深的人而言,讓副眼(輔助眼)用白光看小字體,更顯吃力。

針對這一點,葉醫師打了個比方說,用副眼來看書,就像是我們用輔助手來寫字一樣,會比較吃力;就像是右撇子,如果用左手寫字或拿筷子,就是會比較吃力;同樣的,讓副眼幫主眼做事,也是一樣,比較辛苦。

醫學界發現,人們比較容易罹患疾病的眼睛,是副眼居多;副眼,也是比較容易有重度近視的那一隻眼睛。

這些現象,就跟我們這一次的研究發現,有契合之處;

為了看清楚，副眼需要比較高的照度，尤其是重度近視者，這也就讓副眼，暴露在更高的氧化性風險之中；最後，就形成了加速型的惡性循環，而白光中的藍光，就是加速這惡性循環的惡者、催化劑。

日夜因素

因為亮光的關係，在白天，我們的眼睛，經常開啟的是亮視覺；為了無縫接軌，不想要有亮暗適應問題，走入室內，便會將燈開亮，好看書，好辦公，或只是為了好走動；此時，或看書，或辦公，自然是用了高亮度。

到了晚上，一進家門，也是隨手開燈；此時，暗視覺並沒有機會開啟；想要看書的時候，要不是將天花板上的頂燈開啟，就是將桌上檯燈開亮；也是因此，我們的眼睛，被迫繼續暴露在明亮的環境裡，而慢慢的生病中。

其實，不僅僅是在古早的時候，就算是現在，在全球許多的偏鄉，尤其是沒有電網的地方，人們依舊是「日出而作，日落而息」；入夜之後，若有想看書的，則一燈難求；在電力供應不足的地方，或是家計困難的人，一盞微弱的路燈，便顯得異常明亮；猜猜看，那入眼的微光，又是幾個勒克斯呢？

在疫情之前，兩岸互動，非常頻繁的時候，我有機會，到過大陸幾個城市。

「哈哈哈，你該問我那路燈有多暗！」除了當地的故事、美食，我最喜歡的一件事，便是體會巷弄人生；我經常從繁華的大道，切入胡同，拐進巷弄；儘管是入了夜，稀疏的路燈，也只是微微亮著，巷弄裡，或有下棋的，或有打牌的，或是打著扇子聊天抬槓的街坊鄰居，全將暗夜給熱鬧了起來；若要問我，那路燈有多亮？我會說，你應該問我那路燈有多暗。

這時候，我們真的需要停下腳步，停下手邊的工作，細細的斟酌，如果別人一個勒克斯不到的照度就可以看見，就像是薄鹽也能吃出美味，那麼，為什麼我們要幾十個勒克斯，非得重鹹不可？白天就算了，入夜之後，還要徹夜透亮嗎？

我會建議在白天看書，在清晨看書，而非入夜，主要的原因是，明亮夜光會抑制褪黑激素的自然分泌。

這個可以讓人「長生不老」的褪黑激素，可以幫助舒眠，又是對抗乳癌、攝護腺癌等等癌症的主力，就是不喜愛亮光，尤其是藍光，又特別是紫光；而夜光抑制褪黑激素分泌的效度，會隨著波長的下降，也就是從橘光變成藍光時，影響會急遽升高，如下頁圖 3-5 所示。

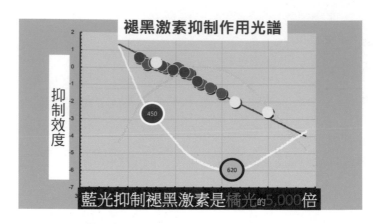

圖 3-5 入夜後，會自然分泌幫助人們舒眠、抗癌的褪黑激素，但是，因為人造夜光的曝照，會使得它的分泌，受到影響；這影響，乃隨著波長變短而快速加劇。

從單位亮度的角度來看，450 奈米的深藍光，它抑制褪黑激素的效度，是 620 奈米橘光的 5,000 倍；這也是為什麼，睡前使用 3C，或是曝照富含藍光的照明燈光，除了傷眼，還會失眠、容易生病。

暗黑的守望者——暗視覺細胞

我之所以要特別介紹「暗視覺細胞」，乃是因為，這些細胞，是我們眼睛、視力的拯救者。

原本，我們的眼睛，是可以使用很久的；但是，因為沒有正確使用，而致提前老化；這個錯誤，就發生在電子照明越來越普及，照明亮度越來越高，3C 藍光曝照越來越多的

現代；專家發現並且憂心著，許多人，將可能從出生到老去，都在亮光下辛苦的「活著」，未曾知道暗黑的重要，也從來不知道什麼是「暗視覺」。

導正這個錯誤，最簡單的方法，就是釋放暗視覺；在任何可能的情況下，讓暗視覺細胞，取代亮視覺細胞，分攤視覺的負擔；尤其，讓工作了一個白天的亮視覺細胞，至少可以在入夜後，休息下來。

為什麼要這樣做？現在，且讓我們先看看眼睛的結構，簡單認識一下它們的功能，特別是「亮視覺」與「暗視覺」的巧妙分工，便可具體了解，這箇中的原因。

人的眼睛，有水晶體，可以將物體反射進來的光線，折射到視網膜的各個細胞上，以為辨識；視覺細胞所需要的養分，則依靠緊鄰的「脈絡膜」來提供（如圖 3-6）。

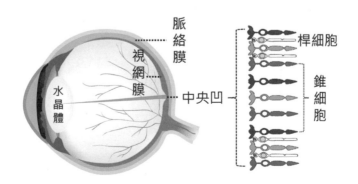

圖 3-6　簡單看看人類的眼睛結構，有水晶體、視網膜、脈絡膜等；幫忙收看亮光色彩的錐細胞，就大量集中在視網膜的中央凹。

視網膜細胞，又有兩類，一類負責看彩色，一類負責看黑白；看彩色的，叫「視錐細胞」或「錐細胞」，會在明亮的環境下運作；看黑白的，叫「視桿細胞」或「桿細胞」，會在暗黑的環境下運作；兩類細胞，相互分工。

在明亮的環境下，像是白天的戶外，或是開啟大燈的室內，瞳孔會縮小；此時，大量光線直驅視網膜的正中央，黃斑部的正後方，也就是上頁圖 3-6 裡所指的「中央凹」；這裡，便是絕大部分錐細胞所在之處；這些錐細胞，總數有 6、7 百萬個，又分成 3 種，分別對黃色的長波長（L）、綠色的中波長（M）、紫色的短波長（S）的光敏感，而讓人可以看見彩色的世界。

如 P.112 圖 3-7 所示，最大量的錐細胞，就座落在中央凹的正中央，這也意味著，有大量的錐細胞，可以感應、處理大量長驅直入的光子。

在偏離中心點 15 度之後，它們的數量，便快速減少，但仍維持有一定的密度，一直到超越 60 度的偏心角，都是如此；這也表示，當光線變弱之後，瞳孔放大，這些座落在邊陲的錐細胞，依舊可以感應景物反射所帶來的色彩，就像是在昏暗的電影院裡，看彩色的影片一般。

如果你還記得的話，坐到戲院的中排，甚至後排，到眼的照度，已經是在 1 個勒克斯以下，此時，大螢幕上彩色的影片，看起來還是彩色的；我在 3 公尺處，看著客廳那台 55

吋的電視，經過「特調」之後，所量到的到眼照度，很少超過 1 個勒克斯，除非出現特別明亮的廣告、畫面；此時，是彩色的節目，看起來依然是彩色的；這些多彩的視覺，都是拜邊陲上錐細胞之賜，雖然它們為數不多。

在極昏暗的環境下，像是 0.001 勒克斯以下，甚至暗至 0.000001 勒克斯，瞳孔全面放大，收看明亮色彩的錐細胞停止作用，取而代之的是桿細胞；除了少數落在中心凹的邊邊之外，絕大部分的桿細胞，往外散佈整個視網膜（如下頁圖 3-8）。

這些桿細胞，大約有 1.25 億個，將近是錐細胞的 20 倍（如 P.113 圖 3-9）；如此龐大的數量，當然有它的意義，每一個桿細胞，都會有它的用途，有待我們細細的思索，好好的利用。

除了數量極多之外，桿細胞的光子活性，出奇的高；跟葉綠素細胞一樣，桿細胞只需要 1 個光子，就可以啟動視覺活性；相對的，錐細胞則需要數十到上百個光子。

從暗適應到釋放暗視覺

想像一下，艷陽天，開著敞篷跑車，進入沒有打燈的隧道，那將會是多麼恐怖的清況？因為，眼前會是一片的漆黑，會有那麼的一瞬間，我們完全看不見前方。幸虧，一般的隧道，通常會打燈，使得隧道內外的明暗，不會差特別的多，暗適應不會「太久」，而致影響到駕駛的安全。

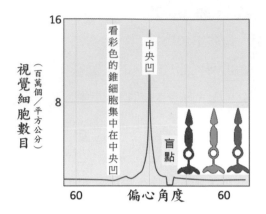

圖 3-7　負責收看亮光色彩的錐細胞，大量集中在視網膜中央凹的中心；在偏離中心 15 度之後，錐細胞的密度，便大量減少，但仍都有，一直到偏心 60 多度都是；這也顯示，在光線變暗之後，瞳孔全開之際，人眼依然可以看見全彩。

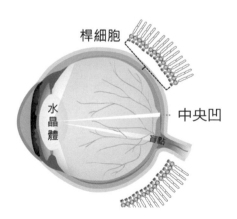

圖 3-8　在極昏暗的環境，像是 0.001 勒克斯以下，瞳孔全面放大，位在中央凹中心，負責收看明亮色彩的錐細胞停止作用，取而代之的是負責感應黑白的桿細胞；除了少數落在中央凹的邊邊之外，絕大部分的桿細胞，往外散佈整個視網膜。

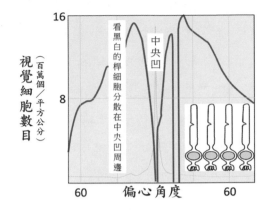

圖 3-9　負責暗視覺的桿細胞，將近 1.25 億個，約是錐細胞的 20 倍；就在錐細胞開始大量減少之處，它們大量增加；這也意味著，桿細胞和錐細胞，有交互替代的作用。

　　再想像一下，搭乘觀光火車，賞遊瑞士的阿爾卑斯山、少女峰、馬特洪峰；當火車急駛進入漆黑又漫長的山洞，此時，別說沒了窗外冰山水景，原本看得見的景點地圖、旅遊資訊，包括眼前的其他遊客，都像瞬間消失了一般；直到，慢慢適應了車廂內微弱的燈光。

　　這個時候，我們才會注意到，火車廂內，其實一直點著燈光，只是被日光蓋過；在初進山洞，少了窗外日光之際，那些燈光，還是勉強可以微微照亮車廂；或稍待數秒之後，便再看見了那些遊客：「哇；他們都還在」；只是，車上異常昏暗的光線，讓人不易也不想再看什麼旅遊手冊，此時，手機的螢幕，突然顯得爆亮，讓眼睛感到不舒服。

以上這些，都跟「暗適應」有關；而所謂的「暗適應」，簡單的說，就是一個人，從相對明亮，進入到相對暗黑的環境時，從一開始的看不見，到逐漸看見的過渡狀態。

暗適應所需要的時間，跟起迄的環境亮度有關，可以非常的不同，就如 P.116 圖 3-10 所示；如果原先是待在非常亮的地方，在進到亮度相對較低的環境時，它走的是 B-D（亮到暗）路徑；如果原先是待在暗的地方，在進到暗或是相對更暗的環境時，它走的是 D-D（暗到暗）路徑。

當人們歷經的是 B-D 亮到暗路徑時，只要是前後環境照度，都維持在 5 到 10 個勒克斯以上，放眼看去的，盡都是彩色；雖然，從「很亮」到「亮」，還是會有「暗適應」，但是，在這樣的照度下，眼睛所開啟的，都是錐細胞，可以感知物體的自然色彩。

只是，從很亮到亮，會需要多久的時間來適應？

舉例來說，在正午陽光照射下打籃球，結束後，打算將球放回採光不佳的運動器材收納室；如果，它們的照度，是從原來的 5,000 個勒克斯，來到 5 個勒克斯；此時，約需 13 分鐘，才能看見收納間裡頭各種球類、器材的顏色，就如 P.116 圖 3-11 所示。

在極端的情況下，像是不小心，讓球給滾進到照度只有 0.05 個勒克斯的壕溝，此時，估計要 20 分鐘，才能勉強「看到」一顆沒有顏色的籃球；這是因為，在如此低的照度下，

看亮、看彩色的錐細胞不再運作,取而代之的,是看暗、看黑白(黑灰)的桿細胞。

從錐細胞,換成桿細胞,需要更長的時間,才能運作;這又是因為,桿細胞需要有「視紫紅質」,才能運作,而「視紫紅質」的製造,是需要時間的,就如 P.117 圖 3-12 所示。

若是在接近黃昏的時候打球,打到還勉強可以看得到球的顏色,則約略還有 5 個勒克斯的照度;此時,將球收進照度也是 5 個勒克斯的器材收納間,則完全沒有暗適應的問題,可以立即看見;但是,若是不幸再讓球給滾進那只有 0.05 個勒克斯照度的壕溝,那麼,則約需 4 分鐘,才能看見那顆籃球的暗灰身影,就如 P.117 圖 3-13 所示。

坪林闊瀨國小

我跟幾個高中同學,很愛到坪林露營,那邊的溪水,很清澈乾淨;有一次,特別到了闊瀨國小,一所偏鄉的小學,因為,同學的哥哥,就在那裡任教;同學說,那裡有坪林的美、坪林的靜。

接近黃昏的時候,客運抵達了坪林;幾個人,下車後,走過柏油馬路,轉入碎石小道,再沿著田埂,輾轉而行;快要來到闊瀨國小的時候,或因林木遮罩,感覺夕陽突然的落下,夜幕瞬時拉起;這使得,原本就快看不見的田埂,倍加難行。

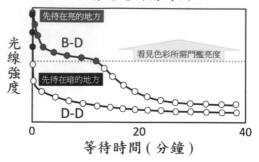

圖 3-10　暗適應所需要的時間，跟起迄的環境亮度有關；如果原先是待在非常亮的地方，在來到「相對暗」的環境時，它走的是亮到暗（B-D; bright to dark）路徑；如果原先是待在暗的地方，在來到「相對更暗」的環境時，它走的是暗到暗（D-D; dark to darker）路徑；上述這兩個，是極端的例子，真正的「暗適應路徑」，還會更多，多半介於兩條路徑之間。

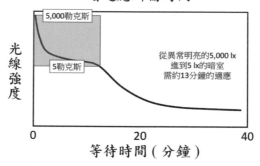

圖 3-11　從很亮到亮所需的暗適應時間，譬如，從照度 5,000 勒克斯，來到 5 勒克斯的地方，大約需要 13 分鐘的適應時間，才能看見。

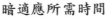

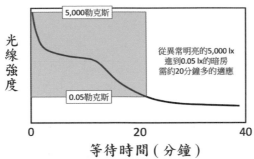

圖 3-12 從很亮到很暗所需的暗適應時間，譬如，從照度 5,000 勒克斯，來到 0.05 勒克斯的地方，大約需要 20 多分鐘的適應，才能看見沒有顏色的物體。

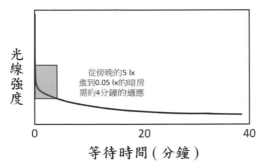

圖 3-13 從暗到很暗所需的暗適應時間，譬如，從照度 5 勒克斯，來到 0.05 勒克斯的地方，大約需要 4 分鐘的適應時間，才能看見沒有顏色只有形體的東西。

　　當我低頭找路，一步挨著一步前進的時候，原本在我前面 3、5 公尺的同學們，忽然完全不見蹤影；這時，感覺好

不尷尬，因為，我好像被丟包了。

後來，情非得已，我隔著暗空，試著跟同學或是空氣說話，看看他們能否聽見？

結果，他們就在前方，就在不遠處，不過就是 8、9 公尺遠；你可以想見，這個時候，他們的聲音，有多麼的令人撫慰。

這位唸建築系的張姓同學，後來有跟我道歉，說他走得太快了，因為，他已經來過了幾次，熟門熟路的！

在這樣伸手不見五指的天色下，我竟然看見了，生平第一次，與銀河相遇；那亮到不行的浩瀚銀河，就橫在上空，就當天色全然黯淡，我看不到地上一草一木的時候。

我無法估計，這一次，究竟是經過了多久，才讓我的暗視覺全面啟動的；不過，我很確定的是，那時候，那裡的闊瀨國小，被群山環抱，沒有住家，沒有路燈，沒有光害；完全暗黑的環境，讓我有很好的暗適應，以至於清晰看見銀河，與圍繞四周宣洩閃爍的星光。

校園後山夜遊

在我大三的時候，班上辦了一個夜遊；地點就選在清大的後山校園，東十八尖山，再通往西十八尖山；這是極其方便的路線，因為我們這個班，理工宅特多，離不了考試，出不了校門。

　　就在晚飯後，大家偕同邀來的女校同學們，一塊出發；才從校園景觀路燈照射下的小徑，一個轉向，剛剛來到雜草叢生的邊坡小路時，我便出現了「視盲」，無法看見前面的道路，或者應該說，我不確定前面是否有路？

　　這個時候，心裡頭，有了一點小小的抱怨，怎麼主辦同學，事先沒有通知大家攜帶手電筒；當時，眼睛都像瞎了似的，怎麼走路也已經成了問題，又怎麼展現地主的英姿，好好的給來校聯誼的女生，說起校內趣聞，以及隔壁大學的糗事。

　　後來如何呢？我就不說了。

　　現在，回想起來，便就了然於胸了；那是暗適應問題，不是誰有問題。

　　從亮到暗，甚至從很亮進到亮，就是需要「暗適應」，就是需要時間；有的時候，雖然只需要幾秒鐘，或僅僅是幾分之一秒，但是，許多的危險，就是發生在這個時候。

　　另外，入暮時分，也是車禍最多的時段，就跟瞬間明暗適應不來有關。

　　例如，在日落的時分，天空雖仍殘餘著亮光，卻照不亮漆黑的路面，背著光的行人、車輛，只剩下黑影，將車開在此時的道路上，稍不留神，車禍就會發生在這看不清楚的瞬間；這是因為，一旦照到天空的亮光，就算是殘餘的，也會迫使眼睛啟用亮視覺，關閉了暗視覺；這個時候，背光的人、

車，相對顯得暗黑，跟白天光照下的情境，完全不同，令人難以立刻適應。

但是，再隔一陣子，天光消失，夜幕低垂，整個視線上的背景，開始暗黑，人眼啟動了暗視覺，便可以較清楚看到沒有背光的人、車；尤其，再加上車頭燈的照射，從這些人、車反射回來的光線，也尚足夠暗視覺細胞的感知、看見；當然啦，如果前方的車輛，也都有開燈，有車尾燈，那麼，就沒有「看見」的困難；至於行人，還是相對危險，除非穿戴會發光的衣、帽、鞋、包。

釋放暗視覺

在這裡，還有一門特別值得我們學習的功課，那就是，「釋放暗視覺」；我們也要學會優雅、等待，在來到博物館的時候，在來到黃昏的時候，在進到燭光餐廳的時候，給自己一點點的「時光」緩衝，讓暗視覺細胞啟動。

如果我們知道，一場棒球比賽下來，在投出某個規定球數之後，必須更換投手，以免投手的手臂，出現永久性的運動傷害；也是因此，後援投手的遞補，是必須的；而我們的亮視覺細胞，在工作了一個白天之後，由暗視覺細胞接手，以免亮視覺細胞發生永久性的傷害，就再正確不過了。

就算是「咖哩大神」史蒂芬・柯瑞（Stephen Curry），在任何一場 NBA 的職籃比賽當中，也不是打滿整場 4 節

(quarter)、48 分鐘的比賽;因為,他也會累,更會受傷;為了最佳表現,教練團幫他設計了「12-6-12-6」戰術,亦即,第 1、3 節打滿 12 分鐘,第 2、4 節打 6 分鐘,中間或末了,都有充分的休息,才能使他的技能,發揮到極致,而且持續整個職業生涯。

我們的眼睛也是,真的不能日也用、夜也操;所幸,我們有亮視覺細胞和暗視覺細胞,可以交替使用,也因此,才能持久使用,所以,讓我們適時「釋放暗視覺」吧。

認識勞苦功高的脈絡膜

每一次,每一睜開眼,周遭光線便進入眼簾;每一顆進入眼睛的光子,都會跟視網膜細胞互動,發生一次的光化學反應,同時,都會伴隨產生一份的氧化性廢棄物;這個廢棄物,還要依賴視網膜背後的後勤單位——「脈絡膜」來清運。

只是,每次進入眼睛的,不是只有一顆,而是一堆光子;所產生的氧化性廢棄物,也就不是只有一個,而是一堆,這就要考驗脈絡膜清運的功力了;然而,脈絡膜清運廢棄物的速率,有其上限;當光線太強,特別是藍光太多的時候,其清運速度,會趕不上廢棄物製造的速度,這會造成廢棄物的積累。

這些積累的廢棄物,若再經進一步的光氧化反應,就會產生毒性,以至於引發視網膜發炎;過久、過度的發炎,則

將引發視網膜不可逆的傷害。

這個問題，在現代尤為嚴重，原因無它，就是因為燈光點得太亮，3C 螢幕看得太久；並且，室內燈光，並沒有隨著夕陽的西下而變暗；3C 的使用，更是越夜越盛；這些，勢必造成視錐細胞與脈絡膜的過度負擔。

所幸，原本就有最自然也是最有效的解決之道，那就是，讓室內光線，跟著室外光線同步，漸漸變暗；或是，不要點得跟白天一樣亮，讓暗視覺啟動，讓錐細胞休息。

其實，黃昏之後，需要休息的，不只是眼睛細胞；全身上下內外細胞，一樣需要需休息、修補；更多相關資訊，請參考筆者《擁抱暗黑》一書；現在，且用附圖來說明，剪除不必要光線、亮度的益處，就如 P.124 圖 3-14 所示。

以入夜看書 1.5 個小時為例，如果燈光開得透亮，像是 100 個勒克斯，結果是，白光將抑制 67％褪黑激素的分泌，黃白光 58％，橘白光 43％，這也是我不建議晚上看書的原因。

但是，若將光線調成 10 個勒克斯，則白光將抑制 42％褪黑激素的分泌，黃白光 18％，橘白光 7％；因此，萬一不得已，晚上必須工作或看書，10 個勒克斯的照度，就已經非常足夠，甚至太多。

還記得嗎？在 10 個勒克斯這個照度下，亮視覺還是開啟的；要不要試試 3 甚至是 1 個勒克斯？體驗一下曾祖父母的時代，在看似黯淡，卻不黯淡燭光或油燈下的舒適，就是

沒有眼壓、沒有壓力賀爾蒙的舒適。

什麼亮度才夠亮？

　　現在，讓我們來了解，看書、辦公的燈光，要如何才夠亮，卻又不會太亮、過亮。

　　經驗告訴我們，太暗，會不容易看清楚，但是，太亮，卻會傷眼；太暗，雖然會讓眼睛顯得吃力，卻不至於有永久性的傷害；太亮，則大不相同，除了會有眩光不舒服之外，還可能導致光照視網膜炎。

　　「為什麼光線太暗，不會造成眼睛永久的傷害？」我在清華大學的吳學長，曾經擔任清華大學南部校友會的會長，分享了一則很有用的訊息，可以用來解釋，為什麼光線太暗，並不會造成眼睛傷害。

　　我們知道，眼睛有視網膜，用來看光線，耳朵有耳膜，用來聽聲音；聲音太小的時候，耳朵可能聽不到，或者是聽不清楚，但是，耳膜就是不會受傷；同樣的，光線太暗的時候，眼睛可能會瞬間看不到，或者是看不清楚，但是，視網膜就是不會受傷，不會有永久性的傷害。

　　聲音太大，像是靠近耳朵的槍聲、爆竹聲，就有可能造成耳膜破裂，造成聽力受損；同樣的，光線太亮，就有可能造成視覺傷害。

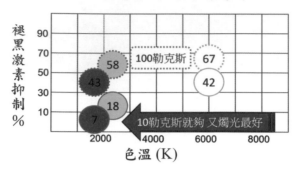

以入夜看書 1.5 個小時為例

圖 3-14　以入夜看書 1.5 個小時為例，點上 100 個勒克斯的白光，將抑制掉 67% 褪黑激素的分泌，若調成 10 個勒克斯，則會抑制 42%；換成橘白燭光，則僅僅抑制 7%；因此，萬一不得已，晚上必須工作或看書，10 個勒克斯的燭光，會是個好的選擇。

　　一位校內好友告訴我，有一次，他到美國人家作客，主人是一位老船長。

　　剛進到他們家，感覺客廳非常昏暗，不像在台灣，整屋子的明亮燈光；這位船長，會在角落的椅子上看書，旁邊點了一盞光線異常昏暗的立燈，卻是完全不妨礙他的閱讀。

　　我的朋友覺得，這麼暗怎麼看書？但是，船長卻絲毫沒有違和感；而我的朋友，開亮燈、看亮光習慣了，當然，他也是年紀輕輕的，就有了視網膜炎、視網膜剝離的問題。

　　2019 年，我來到了瑞士，參加一場國際研討會；一天的上午，約略 10 點鐘的時候，走過市區一條大街道，兩邊是辦公大樓；令我訝異的是，怎麼沒有人上班呢？

　　當天不是什麼特別的假日，也不是補假的星期一，難道勤奮的瑞士人，也是晚起的上班族嗎？

　　再仔細看看，才發現，是有人在上班，而且，一樣是有很多人在上班；所不同的是，他們沒有開燈，只是透過窗戶採光，這般情景，真的讓我覺得驚艷不已！他們好環保，好視力，好健康。

　　說來好笑，回頭看看我們的周遭，辦公室或是會議室，經常是窗簾拉下，擋下日光，再開啟所謂的省電燈管，讓整間明亮；這樣光線四撒的粗暴，宛如撒鹽、摻糖在每一盤菜、每一杯飲料當中，而且，都加得很多！

現有檯燈太亮　　燭光三瓣燈

　　我們最近的研究，有個驚人的發現，那就是，現有市售的檯燈，都太亮了！

　　具體的說，這些燈光，從桌面上的書本反射，再照到眼睛時，多半超過 100 個勒克斯。

　　如果說，30 分鐘是每次看書或辦公的基本需求，那麼，市售的檯燈，尤其是白光的 LED 或是螢光燈，都無法達到這個要求。

　　如下頁圖 3-15 所示，在 100 勒克斯的照度下，色溫6,000K 的白光，僅允許 5 分鐘的閱讀時間，若是早期 2,500K的黃色白熾燈色，則可允許 15 分鐘。

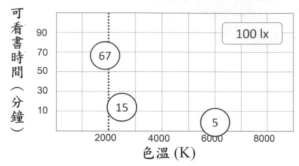

圖 3-15 在 100 勒克斯的照度下，色溫 6,000K 的白光，僅允許 5 分鐘的閱讀時間；2,500K 的黃色白熾燈色，可允許 15 分鐘；1,800K 橘白燭光，則可允許 67 分鐘。

　　想要安全看書半個小時，甚至是一個小時，只有使用 1,800K 橘白的燭光。

　　怎麼辦？如何改善這個狀況？

　　最簡單的方法，就是調減亮度，或是減少藍光；如果將亮度減少一半，那麼，就可以倍增閱讀的時間；如果，再進一步減少藍光，或是直接選用無藍光的燭光電燈，像是燭光 OLED，那麼，可閱讀時間，將可再從 67 分鐘，倍增為 134 分鐘。

　　最新的發現是，對絕大多數的人，就算是大人，只要給一點緩衝、適應的時間，10 個勒克斯的照度，就非常足夠，可將書本給看得清清楚楚；如此一來，可以增加 10 倍的閱讀時間，如右頁圖 3-16 所示；就算是使用富含藍光的白光

LED，也可以看上 50 分鐘；使用燭光 OLED，則可以長至 670 分鐘，約是 11 個小時，就算是上一天的班，也不至於視網膜發炎。

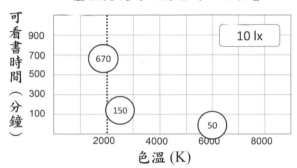

檔燈亮度對可看書時間的影響

圖 3-16　在 10 勒克斯的照度下，色溫 6,000K 的白光，可允許 50 分鐘的閱讀時間；2,500K 的黃色白熾燈色，可允許 150 分鐘；1,800K 橘白燭光，則可允許 670 分鐘。

在這裡，我們要鄭重地呼籲，閱讀的燈光，應該要夠亮但不要過亮；至於，何謂夠亮？那就要以能夠舒適看得清楚為前提；任何超過這個前提的亮度，就是太亮；若是亮到只能閱讀 30 分鐘以內，那就是明顯過亮。

到目前為止，不能調光的白光 LED 以及 CFL（緊湊型螢光燈管）檔燈，都無法達到安全閱讀 30 分鐘的基本要求；有些黃光 LED 跟 CFL 檔燈，則勉強可以達標，但需在沒有背景光的情況下；如果背景光又是富含藍光的白光，則一樣無法滿足閱讀 30 分鐘的基本要求。

諷刺的是，能夠滿足 30 分鐘閱讀要求的，只有傳統的白熾燈；這是因為它的藍光較少，光通量較低；因為燈泡的總光通量低，而至到眼的照度較低，一般約略在 50 勒克斯或以下，因此可以允許超過 30 分鐘的閱讀時間。

若選用燭光 OLED 檯燈，因為它的色溫特低，約在 1,700K 上下，加上亮度可調又完全不含藍光，從視網膜可容許曝照時間來看，而至有較白光檯燈護眼 60 倍的效果。

現有電視太亮──世界最幸福的女人

「教授，你幫我把電視機的藍光也濾掉。」

我的一位好友，給我出了一道功課，希望我在找到有效的防藍光眼鏡之後，也幫她找一片濾藍光保護鏡，掛在她的電視機前面。

「現有電視機太亮了！」除了手機，太亮的電視光線，也引起她的注意；因為出現早發性的阿茲海默症，使得她格外的小心，尤其當她聽到種種的藍光傷害之後。

電視機，從發明的一開始，就出了問題，那就是：太亮了！直到今天，這個太亮的問題，並未解決。

「電視機應該要多亮？」這跟看書、辦公要多亮，屬於同一個系列的問題。

我們已經知道，太亮是會有壞處的；所以，如果電視只要 1 個勒克斯，就可以看清楚，我們還要 10 個勒克斯嗎？

自從我將屋子的亮燈滅掉，換上柔和的燭光電燈之後，溫暖的氛圍充滿，幸福的感覺浮上，直到打開了電視！

此時，我才驚覺，電視機真是亮的過頭了；加上不斷切換的電視畫面，那一閃一閃的光線，簡直是折磨，一種另類的酷刑；於是，亮到逼我找出電視機的設定，將光線調到最低，藍光調到最少；結果，藍光還是很多，光線還是很強。

於是，我就效法這位好友，學她加裝一片有效的濾藍光保護鏡；這樣還不夠，我又加上了一片色溫膜，才把大部分的藍光濾掉，亮度也才勉強夠低；從我看電視的沙發上，測一下這時的電視照度，還可以，1 個勒克斯不到。

現在，我鼓勵大家做兩件事，一個是，找人幫忙，或是自己測一測，看看你的電視機，到底是多少個照度？另一個是，以看得清楚為原則，全力調減電視機的亮度，並記錄調整後的照度；此時，你會發現，原有電視機設定的亮度，實在是偏高得離譜，對眼睛與生理的傷害，就在沒能察覺當中產生了。

一直以來，我們被教導的是，晚上看電視的時候，要將房間的燈打開，以免電視機的光線太強，而造成眩光、不舒服；然而，這種「一起亮」的作為，是極其錯誤的；這是因為，電視機的光線，再加上房間的光線，只會讓人的眼睛，更加乾澀、疲勞。

「看電視，會罹患癌症。」很久以前，就有這麼一說，

當然，對從小就愛看電視的我來說，只是嗤之以鼻。

後來，科學進步了，真相揭露了；原來，入夜之後，電視與房間明亮的光線，會大幅抑制褪黑激素的自然分泌，這就讓我不敢再繼續鐵齒下去了。

正確的作法，應該是睡前 3 個小時，不看電視、不用 3C；如果做不到，電視是非看不可，則要將電視調到最暗，周遭頂多再加上一丁點的照明光線，以求視覺平衡；總之，「一起暗」，才是正解，尤其，我們有 1.25 億顆的暗視覺細胞，可以代勞。

回想一下，電影院的光線，經常是暗到無法走路，尤其是剛從外頭，走進正在上映中的戲院時，我們總像瞎子似的，必須慢慢摸黑前進；也總是經過了一陣子的暗適應，「暗視覺」啟動了，我們才逐漸看見戲院的階梯、走道；儘管電影光線極暗，我們還是可以清清楚楚看到電影。

換句話說，我們可以像在電影院裡一般，啟動「暗視覺」來看電視；而目前的問題是，電視機的亮度設定，無法調到夠低，這顯示科技的重大瑕疵，也是設計者的無知所造成；日後，應當有更大的調光空間，甚至是自動感應的裝置、發明，讓人可以用「暗視覺」看電視如同看電影。

你的電腦、平板、手機螢幕太亮、太藍

「不用，我有在募款。」

幾年前，眼看系辦公室的秘書、行政助理們，眼睛受傷，日益嚴重，我便跟當時的主任建議，幫她們配防藍光眼鏡，主任的回答是：「沒有經費」。

「如果沒有經費，我可以幫忙募款。」

我當過主任，非常清楚系上的經費狀況，尤其是我們的管理費，非常的寬裕；只是，這位系主任，拿沒有經費當藉口，我便提出幫忙募款來解決；殊不知，他說他有在募款，不需要我的幫忙；總之，他就是沒把秘書、行政助理們，以及她們的眼睛受傷，當一回事就是了。

一任三年，主任也會換人。

經過兩輪的電郵建議，新主任總算勉強答應我的建議；經過了一陣子，辦公室的秘書、助理們，總算每人有了一副「確實有效的」防藍光眼鏡或是夾片；對重度近視的其中一位秘書來說，那藍光剪除後的眼壓紓減，她是特別的有感，一般人無法分辨的護眼效果差異，譬如 3 倍護眼，或是 5 倍護眼，她都能夠敏銳的感受。

為了日益加深的眼睛困擾，她配了一付上萬元的眼鏡，又買了抗藍光保護鏡，加掛在她的電腦螢幕前；經過我們的實測證實，那是無效的保護鏡，螢幕的藍光，幾乎絲毫未減；因為捨不得丟棄，只好拿它做防塵保護鏡。

在主任的同意下，我們也將系辦所有人的電腦，全面量測了一遍，看看她們日常設定的螢幕亮度，可以允許她們看

多久，而不至於引發光照視網膜炎。

　　結果，在沒有過濾螢幕藍光之前，沒有一個電腦螢幕，可以讓她們看超過 1 個小時；更嚴格來說，沒有一個螢幕，可以讓人看超過 15 分鐘（如下圖 3-17）。

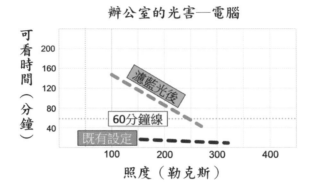

辦公室的光害—電腦

圖 3-17　辦公室的光害，源自過亮的電腦與照明燈光；原本，照到祕書們眼睛的 150 到 300 個勒克斯照度，僅允許她們看電腦 10 到 15 分鐘，經過部分藍光過濾之後，則增加為 40 到 150 分鐘。

　　這主要是因為，大家使用的是螢幕既有的設定；那螢幕的光線，照到大家的眼睛時，絕大多數超過 100 個勒克斯；再加上每個人頭頂上，那明亮的日光燈，到眼的總照度，分布在 150 到 300 個勒克斯；這個要命的亮度，可以用以說明，為什麼祕書們的眼睛，容易疲累，過早老化。

　　在透過防藍光鏡片之後，藍光顯著少了，照度也降低到 100 到 150 個勒克斯，可看電腦的時間，從原來 10 到 15 分鐘，增加為 40 到 150 分鐘；至於頭頂上過亮的燈光，系主任是

有提議，拿掉一半的燈管。

你的辦公室太亮──「七仙女」生氣了

2021 年 4 月 22 日，清華大學人事室，安排我給了一場演講，講題是：擁抱暗黑──藍光傷眼傷身與對策。

演講時，我將在材料系秘書辦公室，所測得的頂燈光害與電腦光害情形，做了一個最新的報告；當然，就如上面所說的，頂燈加上電腦螢幕光線之後，那光害情況，是相當的嚴重。

那麼，不看電腦，而只看紙本公文時，光害情況，是否就輕一些呢？

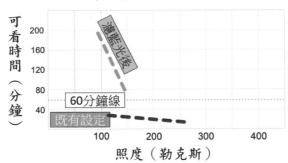

圖 3-18　辦公室的光害，也源自過亮的頂燈照明；原本，從紙本公文反射而來的照度，有 110 到 260 個勒克斯，其可安全觀看時間，為 15 到 30 分鐘；經過藍光過濾，照度降到 90 到 150 個勒克斯，可安全觀看時間，增加到 65 到 95 分鐘。

　　我們量測了秘書們在看紙本公文時，辦公室頂燈照到公文，再反射到她們眼睛的照度；因為每個人的位置不同，有的靠窗，有的沒靠窗，所測到的照度，分布在 110 到 260 個勒克斯附近，其可安全觀看時間，則約為 15 到 30 分鐘，如上頁圖 3-18 所示。

　　經過藍光過濾之後，照度降到 90 到 150 個勒克斯，可安全觀看時間，則增加到 65 到 95 分鐘。

　　人事室同仁，在我演講之後，有幾個具體的行動，這是令人敬佩的。

　　首先，她們通知了營繕組，請他們前來處理辦公室的頂燈；營繕組的人，也很快就來了，搬來一堆新的日光燈管，準備更換。

　　結果，是一場小小的誤會；人事室同仁沒有要換新燈管，只是要取下既有一半的燈管；當然，這就引起營繕組的人，一點小小的抱怨。

　　我怎麼會知道件事？

　　這是因為，演講過後，人事室主任，率領他辦公室的「七仙女」，前來我們研究室，共同研商，如何擴大宣導此等光害議題；中間，她們分享了許多相關有趣的經歷。

　　這一次，在辦公室光害剪除方面，我自己所在的材料系，是被人事室給領先了。

不看書時又要多亮？

穿針引線，或是做其他各種細活，尤其是有安全顧慮的場合，像是機械車削切割、線路焊接，或是外科手術，需要足夠明亮的照明；那看書的時候呢？則視情況而異；那不看書的時候呢？還需要很亮嗎？答案肯定是「No」。

我有注意到一個現象，那就是，許多上了年紀的人，很依賴很亮的室內燈光，尤其是要起身如廁的時候。

過去幾年，在平均每個月一次的材料名詞翻譯委員會上，我會請求關掉頭頂上的日光燈；這日光燈，一則削弱投影幕的明暗對比，讓人看不清楚，另則，徒增眼睛的壓力。

令人感到最不舒服的，還是浪費電，又換來眼睛的傷害；明明就有自然的日光可以透入，會議室裡，大家還是習慣，將遮光窗簾，緊緊拉下；再因為覺得室內有點暗，又開啟了省電燈泡，就不知道在省什麼電？

整體來看，「關窗開燈」，似乎是台灣普遍存在的現象；電，省了嗎？其實是用得更多；眼睛呢？卻是更累。

我所在的系所，開會用的會議室，就是如此這般的光景；大樓新蓋時，我特別保留給秘書們的辦公大廳，坐南朝北，寬敞明亮，窗外望去，便是藍天，又鋪蓋在一片的蒼翠松林上；只是，改不了遮光窗簾拉起的習慣，便就扼殺了窗景，也阻斷了天然日光；取而代之的，是無採光沒借景的陋室，

與過亮的人造燈光。

更令人感到錯愕的是，委員會中間休息的時間，就算是已經開了窗簾，透了日光，有人還是會要求開啟頂燈；結果，整間的明亮，加重了眼睛的負擔，就不知道是要休什麼息？

有時候，說要開燈的人，頂燈開了之後，人就不見了，留著我們，一臉無辜的，曝照著那更明亮的光線；這不禁讓我想到，《失控的審判》（*The Mauritanian*）那部電影，美軍如何使用強光照射與噪耳聲響，讓無辜的人，日以繼夜地站立在冰冷的刑房，接受酷刑；最後，我還是請求，關掉那不必要的頂燈，此時，才讓眼睛真正休了息；好巧不巧的，提議開燈的教授，才出去一下子，又返回會場，應該是如廁完畢了。

「難道是怕走道太暗？」我心裡不停想著；有人將燈開亮，是為了走路安全，就算是在白天。

以上這些，也許可以稍稍解釋，不看書的時候，還是會需要足夠的光線，特別是為了走路、移動時的安全；至於，多亮才夠？又是因人而異；或者，你可以選擇優化的採光、動線設計，使「安全」、「護眼」、「省電」，可以兼而顧之。

第四章

護眼對策與真愛行動

個案故事分享

個案故事一：墨鏡帥了哥們？

45 年前，我剛到清華大學，念大一的時候，未曾看過校園內，有哪一位老師，戴著太陽眼鏡；因為，這是一個校風，非常保守的地方；在一般人的觀念裡，這裡住著一批理工人，穿著短褲，穿著涼鞋，是生活的日常，時尚未曾上身；若是戴起墨鏡，帥了起來，還頗突兀、招搖的。

45 年後的今天，走在校園裡，則很容易看到，戴著墨鏡的教授們。

稍加關心問候，便不難發現，他們是為了保護眼睛，不是為了耍帥；應該也是，至今這裡，還是一所以理工、以研究為主的大學；若要說到特色，莫非是，穿著很理工，衣著無時尚，說話很電腦，外遇是工作，論文是小三。

「眼睛受傷了嗎？」前幾天中午，參加同事葉教授，榮獲行政院傑出科技貢獻獎的分享宴，看到兩位中壯年的教授，一位還曾經是我的導生、專題生、研究助理，兩位都戴上了變色眼鏡，於是便問他們，是不是眼睛受了傷？他們的回答都是：「沒有啦！是為了保護眼睛。」

如果，不是因為眼睛受了傷，又何需保護？

問題是，不是拿得到的，就是藥；也不是以為有效的，

就是有效；這種對室內 3C 藍光，沒啥過濾功能的變色眼鏡，不知又要耽誤了多少人，耽誤他們有效保護眼睛的黃金時機？

個案故事二：醫生都也受藍害

當我發現，無論是西醫的眼科醫師，或者是中醫的穴道按壓手段、護眼補品，都無法挽救醫生，以免於 3C 藍害、照明光害時，我們就必須認知兩件事，第一，藍光傷眼，已經是事實，沒人可以豁免；第二，對抗藍害，必須全民啟動，不完全是醫生的事。

我有一個好朋友，她是某位著名政治人物的妹妹，本身也是著名的眼科醫師；我們曾經一起合作，進行光與眼睛關聯性的研究；中間，曾有幾年，沒有見面；就在 2021 年，疫情稍微緩解之後，在一個讀書會上，我們再度見了面。

「你幫我測量一下，這幾支眼鏡，有沒有濾藍光？」她掏出了三副眼鏡，想確認它們有無過濾藍光；結果，有兩副是無效的，也就是「白光進白光出」，沒有動到藍光。

「這一副最好有效，是我學生推薦的，好幾萬塊……」她的第三副眼鏡，還好有效，確實有過濾掉藍光，而且過濾掉不少，甚至連深綠光，都過濾掉了一些；以我個人的經驗來看，深綠光，乃是淺藍光的鄰居，一樣容易造成光照視網膜炎，能濾掉，也是好事，尤其是對眼睛已經受傷嚴重的人

來說。

才幾年，她的眼睛，做了白內障手術；最近，又做了眼皮色素沉澱消除相關的手術。

個案故事三：總算如願上節目——健康三點靈

也是 2021 年，我總算上了某電視台談論健康的節目；這是因為，我個人認為，要健康的話，基本上，要做到三件事情，也就是「健康三點靈」，第一，就是均衡飲食；第二，就是適當運動；第三，就是擁抱暗黑，才能有品質的睡眠。

多年前，我試圖寫信給這個節目的製作單位，但是，都是石沉大海，音信全無。

我一直想告訴製作單位，如果沒有品質的睡眠，一個人再怎麼吃的營養均衡，再怎麼勤的運動，身體還是不會健康的。

坊間有幾本不錯的書籍，告訴我們睡眠很重要；但是，卻沒有人告訴我們，怎樣才能夠有好的睡眠？特別是，他們遺漏一項最最關鍵的因素，那就是入夜之後，睡覺之前，必須擁抱暗黑，否則，身體很容易受到傷害，就連眼睛，都很容易發炎而不會好。

上這個節目，也是很掙扎的！因為，就在之前，有一位眼科醫師，在節目上說藍光無害？但是，他又叫人配戴防藍光眼鏡，實在無比矛盾、諷刺。

　　結果，這位眼科醫生，再次受邀上節目，我將要與他同台；然而，我並無意與他針鋒相對。

　　在事前的對稿時，我發現，製作單位，或是另外一位醫生，引用了過時的資訊，說錯了乳癌攀升的致因；由於看這個節目的人很多，如果釋放出錯誤的訊息，將會嚴重誤導民眾，讓民眾失去正確、有效預防乳癌等疾病的時機；因此，我特別的慎重，很委婉的跟製作人反應、溝通，並且，再三查確文獻資料，以期釋放正確訊息。

　　我就曾經有過一個慘痛的教訓，那就是，在參加一位潘姓主持人談論健康的節目時，為了避免幫錯誤的資訊背書，誤導視聽大眾，我前後兩次，糾正了他的錯誤資訊。

　　想當然耳，他現場是翻了臉；事後，我們之間的這些對話，被完全剪掉，沒有播出；之後呢？也就沒有之後了。

　　「飯可以亂吃，話是不能亂說的！」也是因此，這一次，在上這個節目之前，我做足了事前的溝通，雖然，這也讓另外一位名嘴醫生不太高興；但是，攸關眾人健康的資訊，總不能跟亂吃飯一樣。

　　這一次，跟製作人討論許久，我準備了白光檯燈與燭光檯燈，也準備了有效的防藍光眼鏡；並且，特別攜帶了重裝備，也就是我們與廠商合作開發的藍害量化光譜儀。

　　節目開始錄製之前，也是來賓的吳中醫師，拿出他的眼鏡、墨鏡，請我測量它們的防藍光效果；沒有例外的，單單

看那清澈無色的鏡片，就可以知道是屬於沒效的，測量結果，也是如此顯示，參考光源上面的藍光，依舊不動如山。

至於吳醫師那深灰色墨鏡，是削減了亮度，但沒有特別過濾掉藍光；因此，只能在戶外強光下使用，並不適合室內或是 3C 閱覽使用。

節目當中，吳醫師教導大家，做幾個穴道按壓的護眼動作，並且，介紹了一道明眼的桂圓枸杞茶，是頗有趣的。

節目後，他跟我要了個推薦，想知道哪一家的鏡片是有效的；因此，或可想見，他的眼睛，也是有受到影響的。

至於經常上節目的那一位眼科醫師，他沒再說藍光無害了。

這有可能是因為，在他論述之前，我的資料，我的發言，已經鎖定藍光有害；而且，藍光的兩個傷害，傷眼與傷身，已經都在 2014 年，被聯合國與五位國際知名學者，給分別認證，多說的，僅剩狡辯，或是無知。

難道陽光也會有害？比較可惜的是，當鄭姓主持人，希望這位眼科醫師談論一下，太陽光，又是如何會影響人的眼睛時，他卻像是被臨時抽問到一般，支支吾吾了許久……；這一段，最後，就沒有播出了。

其實，這是大家常常會問到的一個問題；這是因為，日光當中，也有藍光成份，而且不少；因此之故，如果藍光有害，會傷眼，那麼，這不就意指天然光，造物的光有害？

　　我被好幾個人，問過同一個問題，我是知道答案的；只是，主持人點名要他論述，卻也落得無解而終。

　　「強烈的日光，是給植物成長用的，向來就不適合拿來看書。」這是我的答案；如果要用日光看書，通常要經過三次的反射，否則，光線太強，紫光、藍光太多，都不能看太久。

個案故事四：20 萬的眼睛

　　有一年，應該是 2020 年，我到北埔買芭蕉；我常說，結實甜美的芭蕉，像放山蕉，一般的香蕉，則像是飼料蕉，肉質鬆跨。

　　「這 20 萬的眼睛，怎麼可以看不清楚？！」一位蕉農的朋友回我的話。

　　當我掏錢要付給蕉農，才在確認手中的銅板，到底是 10 元還是 50 元的時候？結果，那位遠在一公尺半外，蕉農的一位朋友，卻告訴我是 50 元的沒錯。

　　他這不是一般老人家的眼睛，因此，我很驚訝的問他，怎麼這麼遠，還看得這麼清楚？而他的回答就是，他有一對 20 萬元的眼睛，那是他做了白內障手術的花費。

　　無獨有偶的，蕉農和在他旁邊的另外一位朋友，總共三個人，都一樣，都有一對 20 萬元的眼睛。

　　這跟我從眼科醫師那邊所聽來的相符，也就是，進行白

內障手術最多的，就是農夫；另外，還有人告訴我，除了農夫，還有住在海邊的人，因為過度強烈的陽光反射、曝照，使得他們的眼睛，提早老化、白化。

難怪在小的時候，我們會看到，如果有小孩子，想要假裝用功，在太陽底下看書給大人看，常常會換來拳頭 K。

個案故事五：欠孩子的一個道歉

我們給孩子的檯燈，如果不是可以調整亮度的，那麼，恐怕就會有問題；這是因為，現在的檯燈，越做越亮，而且，常常是過亮。

許多的檯燈買來，一打開，照到課本，再反射到孩子的眼睛，也常常有100個勒克斯，如果又是白光，可以看多久？就是 5 分鐘；這時候，或許眼睫肌與水晶體，可能還沒有事，有事的是視網膜。

在我身邊，不乏孩子被強迫將檯燈開亮一點的個案故事；有的發生在 20、30 幾年前，有的才發生在 2、3 年前，更多的，是正在發生中。

當務之急，就是立刻下架那不適當的檯燈；長期看書用的檯燈，必須是亮度可以連續、無段調整的；孩子需要的亮度，往往是要有點亮，卻不用太亮；因此，只有三或四段亮度可調的檯燈，是不夠的，也是不好的，因為不是太亮，就是太暗。

另外，我們知道，藍光可能造成眼睛不可逆的傷害，因此，小孩子的檯燈，最好也是光色可以調變的；從色溫的角度來看，最好是能夠調變到完全無藍光的超低色溫，就是像油燈或燭光色那般的 1,700K 或 1,800K。

在做這個改變的時候，也要注意到孩子的心裡感受；因為，絕大多數的孩子，都相信父母親是愛他們的，父母親所說的，應該是對的；但是，在看書的燈光這件事情上面，我們都錯了，至少在這之前是如此。

「我們欠孩子的，是一個道歉。」

我有一個學生，很勤奮、很傑出；雖然說是我的學生，但他卻跟我一樣的年紀；他是在工研院工作的時候，才回到學校在職進修，先是拿了一個碩士；回去工作滿三年之後，又再回來攻讀博士。

自從知道藍光傷眼的事情之後，特別是在我們開發出無藍光的燭光 OLED 檯燈之後，他便買了幾台，要送給女兒使用；結果，她的一個女兒，反應非常激烈，也是非常的生氣，回過頭來，反問這位父親：「小的時候，你不是一直告訴我們，要求我們，檯燈要開亮一點嗎？」

已經習慣又白又亮看書 20 幾年之後，如今，要如何回到不白不亮的生活環境呢？尤其心中那一股氣，無法抵抗大人的愛的那一股氣，才要衝上來；此時，我跟這位孩子的好爸爸分享，如今，我們所能做、所要做的第一件事，就是先

跟孩子道歉。

有時候，大人的美德，不是出現在沒犯錯，而是在犯錯的時候，勇於在孩子面前認錯，這也是給孩子們最佳的榜樣與祝福。

因此，我常常奉勸做爸爸、做媽媽的，尤其是要子成龍、要女成鳳的虎爸跟虎媽，在幫小孩子換回護眼的照明時，需要事先與他們溝通；尊重孩子，才是真愛孩子的展現。

個案故事六：閉目養神

如果，你還沒有親自體驗過，什麼叫做閉目養神的話，那麼，現在請你暫時放下書本，先閉上眼睛 10 秒鐘，最好是 30 秒，再告訴我，你的感受，你的眼睛，有沒有覺得比較舒服？

「教授，可不可以不要這麼久，我們都睡著了！」

每次演講，為了讓聽眾，可以親自感受，什麼叫做閉目養神，我都讓他們玩一個遊戲，就是「闔眼 30 秒」：我會請大家，先閉上眼睛，並在心裡默數著秒數，時間一到便舉手，看誰有最準的生理時鐘。

這一次，聽眾是曙光女中國中部一年級的同學；結果，有人認為 30 秒太久了，因為都睡著了，以致於超過 30 秒許久，有好幾位同學，都不知道要舉手。

這著實讓我覺得異常驚訝，大白天，才閉眼 30 秒鐘，

竟然可以讓他們產生睡意，甚至睡著；看起來，不只是眼睛休了息，這閉目，還真的讓身體充了電、養了神。

同樣的遊戲，在一群高中的老師身上，就沒有顯出這樣的效果，也就是，沒有人會睡著；不僅如此，神經緊繃的老師，還會在 20 多秒的時候，就舉了手，打開了眼睛。

儘管沒有睡著，但是，絕大多數人，還是對閉目養神有感。

護眼有效對策

保護眼睛，最有效的方式是：「多休息」、「少藍」、「減亮」。

多休息──少看才好多看

在「多休息」、「少藍」、「減亮」這三個當中，「少看，多休息」，是最難的；令人著迷，停不下來的手遊、追劇、線上購物……；令人厭惡，卻需不斷進行的線上作業、電腦工作……，也是因此，一直讓人忘了，「少看，多休息」，這個關鍵需求。

要說遺憾的話，那就是，到目前為止，科學家還沒有辦法告訴我們，看書、辦公多久之後，應該要讓眼睛休息一次，一次又要休息多久。

從脊椎結構，或是從新陳代謝的角度，科學家會告訴我們，每次坐著，不要超過 30 分鐘；這是因為，每多坐一個小時，人的壽命，就會減少 10 分鐘，等於抽了兩根的香菸。

從脊椎復健的角度，醫師會告訴我們，每次打電腦，不要超過 30 分鐘，否則我們的頸椎肌肉，會僵硬、纖維化；長久下來，會引發肩頸痠痛，甚至腦部疼痛。

現在，這個問題，開始變得複雜了；因為，我們的眼睛，除了看書、辦公，會被室內的燈光所曝照，還會曝照在各種電子螢幕光線前；這將考驗著光電、眼科科學家，如何逐一量化、區分這中間的差別；也就是，在什麼光線？多亮？曝照多久之後，人們應該休息？接著，又應該休息多久？

縮時

「喝了傷肝，不喝傷心！」嗜酒如命的人，總是可以給自己找到喝酒的理由，一直到酒精中毒。

手遊、偶像劇，令人著迷，也紓壓；一旦上癮，戒斷困難；除了學習效果、工作效率受損之外，賠上的，還有視力，甚至失眠、健康。

少看，也就是減少用眼的時間，對很多人來說，一點都不容易；對學生來說，尤其是東亞地區的學生，原本上課的時間，就已經非常的長；但是，下課之後，到了晚上，還要繼續補習、寫作業、看書、準備考試，所謂的「縮時」，這

個有效護眼的方法，就幾乎變為不可能的任務，不是嗎？

類似的，對會計、繪圖、程式撰寫……，這些需要高度依賴眼睛聚焦的工作，縮時？或成天方夜譚。

前面提到過，每 30 分鐘休息 10 分鐘，或是接下來會介紹的「20 — 20 — 20 法則」，科學界沒有說的是，這樣的模式，可以持續幾個回合？可以持續一整個白天嗎？可以持續到晚上嗎？

根據國際能源署 2014 年的報告，視網膜所可能產生的傷害，跟累計的曝光量有關。

因此，在科學界搞清楚之前，減少強光與藍光的曝照時間，是有效自保之道。

其實，爾今爾後，一天上課的時數，工作的時數，若是不能更改，則中間休息的時間，可能要增長，尤其到了下午時段。

台灣人習慣午睡，這可是讓眼睛徹底休息的好機會；至少，可以避免連續、長時間的用眼，而造成用眼過度。

只是，放學後，下班後，晚上繼續用眼，中間沒有再次闔眼休息，而至用眼時間過長，反倒錯失「少看」這個護眼關鍵。

休息，是為了走更長遠的路，若將這精神，用在眼睛的保護上，是再恰當不過的了，休息，可以讓眼睛消除疲勞、消除發炎、恢復健康、看得更久。

正確使用「20 — 20 — 20 法則」

如何防止螢幕觀看，所導致的眼睛疲勞？

2017 年，專欄作家艾胥理・馬辛（Ashley Marcin）撰寫了一篇報導，名為「『20 — 20 — 20』這個法則，如何防止眼睛疲勞？」（*How Does the 20-20-20 Rule Prevent Eye Strain?*）

這篇，經過心理醫生，提莫西・萊格博士（Timothy J. Legg），醫學審查過的報導提到，或工作，或休閒，我們可能會花費大量的時間，在看螢幕，像是電腦、智慧手機、電視或其他數位設備。

因為看太久，譬如台灣是 10 到 11 小時，而會導致眼睛疲勞；然而，這「20 — 20 — 20 法則」，可能會有所幫助。

這個法則主張，每使用螢幕 20 分鐘，將視線移到 20 英尺（約 6 公尺）外，維持 20 秒。

為什麼是 20 秒？ 這篇報導指出，我們的眼睛，需要大約 20 秒，才能完全放鬆。

美國眼科學會（AAO）解釋，人類眨眼，每分鐘大約 15 次；若是盯著螢幕，眨眼次數，會減少到 10 或 5 次；這會導致眼睛，乾澀、刺激、疲倦。

因此，作者馬辛在報導中建議，可以設定鬧鐘，每 20 分鐘提醒一次；在眼睛休息的同時，起身喝杯水，是一個好主意；這是因為，身體的水分充足，也會讓眼睛保濕。

眼球轉動有助消除疲勞嗎？

「眼球轉動，有助消除疲勞嗎？」有人說有，有人說無；說無的，還是一位專家，這就叫人很傷腦筋了。

我們的眼睛，有眼外肌與眼內肌；如果是眼內肌疲勞，拼命拉伸、按摩眼外肌，就形同隔靴搔癢；專家認為，眼外肌很不容易發生疲勞現象，因此，問題其實是發生在眼內肌；接下來，讓我們繼續聽聽專家怎麼說。

「拉伸，或許對肌肉酸痛有用，但對眼睛沒有幫助。」美國眼科學會臨床發言人、醫學博士大衛・埃普利（David Epley）指出，因為在電腦上，花費了太多時間，使得眼睛疲勞或乾眼症的患者，大幅增加。

一般而言，拉伸或許對緩解肌肉酸痛有用；但是，因為眼球本身和周圍的肌肉結構特殊，眼球轉動等拉伸，對消除眼睛疲勞，沒有幫助。

這是因為，眼球本身和眼睛周圍的肌肉，又稱為眼外肌；這些眼睛肌肉，跟手臂上的二頭肌肌肉，不一樣。

眼外肌，它們是由快肌和慢肌，混合組成；因此，它們可以一直發揮作用，而不會感到疲倦，尤其像是擅長跑馬拉松的慢肌。

不斷反覆的重訓彎舉，會讓二頭肌的肌肉疲勞，產生乳酸，然後酸痛；但是，眼外肌的設計（快肌和慢肌的混合組成），可以讓我們的眼球，全天不斷地使用、轉動；所以，

問題不在眼外肌。

　　然而，我們在看很近的事物，特別是在看很小的東西時，像是電視或是手機螢幕上的小小字幕時，眼球內的環狀睫狀肌，會內縮，使得原本自然牽引著水晶體的懸韌帶，開始放鬆，而讓水晶體由薄變厚，好將光屈折更多，以聚焦到視網膜上；這個眼內肌，在長時間的內縮之後，便會疲倦；而這種疲倦，不是按壓眼外肌可以消除的。

　　此時，放鬆眼睛內部肌肉的作法之一，乃是要將目光，移焦到遠方的事物上，讓睫狀肌放鬆；簡單地說，就是不要勉強自己，近距離看小東西太久。

還是閉目養神最好

　　我個人經驗，最好的方法，還是閉目養神；這是因為，閉目之後，睫狀肌就可放鬆，無需再緊縮。

　　此外，無論看遠或近，眼睛只要是開著，光線就會進來，一旦進到眼睛裡頭，就會開始產生光化學反應，尤其是跟視網膜細胞的反應，會持續產生氧化性壓力與氧化性廢棄物，增加了視網膜後面脈絡膜的負擔。

　　有趣的是，當一個人，開始做眼球轉動運動的時候，他就不再盯著近的東西看，睫狀肌便可以放鬆；若是閉著眼睛做，則更好，就可以停止製造氧化性壓力與氧化性廢棄物，此時，視網膜跟脈絡膜，都跟著休了息，還是可以護眼，這

也可以說是歪打正著。

也是因此，一般人常常聽到的護眼建議，每 30 分鐘休息 10 分鐘，或是，每 30 分鐘看遠處 10 分鐘，都是可以讓睫狀肌，得到喘息；但是，只要是眼睛開著，就避免不了光持續產生的壓力。

戶外活動好處多

比起待在室內不太活動，戶外的活動，好處多多；就算是對眼睛而言，也是好處多多。

2003 至 2005 年，1,765 名一年級學童，和 2,367 名六年級學童，參加了澳洲雪梨一項的近視研究。

研究人員凱瑟琳・羅斯（Kathryn Rose）等人發現，對 12 歲（六年級）的學生而言，待在戶外的時間越長，近視越少，無論是做運動或休閒活動；但若在室內運動，則與近視沒有關聯；在 6 歲的樣本中，則沒有觀察到近視與活動量之間，有一致的關聯。

戶外活動與室內運動，中間最大的差別，在光線與視野；戶外是自然光，光線均勻，而室內是人造光，光線亮暗不均；戶外視野廣闊，室內侷限；戶外的活動，讓眼睛有機會，大量的看寬、放遠，較多不同的視網膜細胞，可以參與視見；而不再是近距離的聚焦，而且，又是由少數的細胞，在重複承擔視覺工作；這些，或有助於眼睛的保護。

至於（澳洲）小一學生，原本就較少有近距離看書的負擔，相對少量的戶外（看遠）活動，自然對近視的防護效果有限。

此外，恰當的曝曬戶外陽光，本質上，就是對身體有益；就像是，可以刺激血清素的分泌，入夜後，這血清素，再轉成通體適用的抗氧化劑，也就是褪黑激素，幫助對抗發炎、細胞修補等等，都有可能是視力受到維護的機轉。

1986 年，當我進到 IBM 研究中心工作的時候，有機會看到 IBM 的研究報告（Research Report）；其中一期，IBM 的腦神經科學家透露，眼睛之所以會有那麼多的細胞，是因為要負責諸多不同的工作。

每個眼睛細胞，就像一個微處理器，有的負責看遠，有的看近，有的負責垂直，有的水平，有的傾斜；因此，人與動物，才能看見立體，看見深度。

相反的，近距離看書，迫使少量的眼睛細胞，必須在一個平面上，重複的進行光氧化反應；時間久了，相關細胞，來不及還原，而致發炎，而致凋亡；這也可以用來解釋，為什麼鋼琴家，容易重度近視；這是因為，他們的眼睛，必須經常聚焦在樂譜的同一個平面上，而那音符們，又是密密麻麻的，很小。

將視線自書本、黑板、螢幕等平面的地方移開，也等同是將視覺負擔，分給其他的細胞，讓原有的細胞喘息；加上

看暗看亮，也分屬不同的細胞，這也可以說明為什麼，戶外活動，有益眼睛的保健。

讓暗視覺接手吧！

「是不是量錯了？」

2022 年 3 月 3 日，學校智財組林經理與承辦人員，二度來訪，這一次，連同出席的，是一家智權公司的徐總經理，與其資深經理，為的是商談一批專利授權的事宜。

由於人數稍多，便選在我的研究室；照慣例，我會關掉頭頂上，沒什麼好用處的燈光；再在邊邊桌上，點上幾盞，我們專利開發的柔和燭光電燈。

會議進行了很久，但很順利，我也從中學到新的概念，更加清楚好的專利，該如何撰寫、申請；至於，寫得不好的專利，只能讓售、放棄。

就在會議要接近尾聲，我覺得有必要讓與會者，親身感受一下我們幾個獨特的專利技術，特別是燭光燈下的「適讀照度」；於是，便請研究生，幫他們量測。

測量結果出來，在燭光下，其中一位與會者李經理僅需要 3 個勒克斯，若用白光，則需約 10 個勒克斯；這兩個照度數字太低了，低到讓我覺得不可思議，尤其是，李經理也不算是輕度近視，於是，便忍不住開口問：「是不是量錯了？」

「你們怎麼都是鷹眼？視力比小學生還好。」經過再三確認，沒發現量測上有任何的錯誤，便再繼續；結果，徐總的「適讀亮度」，也是很低，比大多數的小學生都低，實在令人難以置信。

等到四位都量完，數據出來，我除了驚訝還是驚訝！怎麼大家的視力，都是這麼的好，燭光燈下，只要 3.0 到 3.5 個勒克斯，就可以看清楚；就算是在白光燈下，也只要 6 到 9 個勒克斯；這跟以往幾百筆的測量結果，非常的不同。

「你上一次量到的照度，不是很高嗎？」林經理上一次量到的照度，高了許多；而且，也是很奇怪，在燭光下，約需 18 個勒克斯，在白光下，反而比較低，但也是要 12 個勒克斯；負責同學認為，上一次，是林經理首次接觸燭光燈，可能是因為不習慣，所以多調亮了一些；此外，上一次，他剛從外面走進來，便進行量測，眼睛應該還未進入暗適應。

這一次，我有了一個新的發現，那就是，經過一個多小時的暗淡燭光會議，大家的「暗視覺」開了；所開啟的貓頭鷹眼，就是能夠在暗淡燈光下，將東西看得清 清楚楚；如果終極的「暗適應」，需要 30、40 分鐘，那麼，這個將近 60 多分鐘的會議，確實給足了時間。

「到後來，我都可以很清楚看到我的記事本，跟上面所記的東西。」林經理異常興奮的補充，在這刻意將燈光點得暗淡的研究室裡，一陣子之後，原來看不清楚的，就都看得

清楚了。

　　這還不談，會議的剛開始，林經理跟大家分享了兩個獲益：「第一個是，我有重度近視，又常常需要看電腦，周教授推薦的防藍光眼鏡，真的有效，我都一直戴著。」

　　「第二個是，我現在回家，都提前關燈，兩歲多的寶貝兒子，十點前，就可以睡著了，連我自己也是，躺下就呼呼大睡，還因此被老婆念。」

　　之前，他不知道是晚上的電燈在作祟，兒子到 12 點都不睡，就算睡了，也是睡不好；我們真的要注意了，電子夜光，到處危害，還害人不淺；現在，就連幼兒，都被明亮的電子夜光，給搞到失眠，就不用說是淺眠的大人了。

啟動暗視覺可避免用眼過度

　　「用眼過度」，這句話，大家常常掛在嘴邊，我們也常常認為，那是在講別人；其實，我們當中，有誰沒有，或是有誰不是用眼過度的？

　　除了睡覺，閉上眼睛的 8 個小時，大家不都是眼睛睜開 16 個小時嗎？那麼，還會有誰，眼睛沒有過度使用的？

　　我們知道，人的眼睛，有亮視覺跟暗視覺；如果太陽從清晨 6 點起來，到傍晚 6 點下山，那麼，在這樣明亮的環境下，我們的亮視覺自動開啟，也就自然而然的，讓亮視覺細胞，工作了 12 個小時。

到了傍晚，天色開始昏暗，我們原本就會啟動暗視覺細胞，讓工作了一天的亮視覺細胞，開始休息。

但是，許多的現代人，養成夜晚開燈的習慣，而且開的很亮，尤其是東方人；這個時候，我們的暗視覺細胞，不敢開啟，只好逼迫亮視覺細胞，繼續做工；結果，就讓亮視覺細胞，從原本 12 個小時的工作，增加到 16 個小時，直到睡覺閉起眼睛。

處在這樣環境下，自然會用眼過度；如果白天，又是使用電腦工作，像是法官的閱卷、行政主管的電子公文批閱、會計人員的帳務處理……，這些在藍光下、近距離工作的人，則更屬於嚴重用眼過度一族，也會是高度近視、眼睛疾病的受害者。

既然我們的眼睛，有 1.2 億多顆的暗視覺細胞，可以在微光下、黯淡處，觀看事物，讓暗視覺接棒，讓亮視覺休息，視覺永續，又何樂而不為呢？

少藍──就像低糖少鹽好處多

「一個藍光，兩個傷害；不分日夜，傷眼睛；到了夜晚，傷身體。」這是我十多年來，對過多藍光曝照的體驗；尤其是在夜晚的時候，藍光像毒，是應該要全部避免的，無論它是來自照明燈光，還是 3C 螢幕。

然而，不只是夜晚的燈光要調暗、去藍，就連白天看書

的時候，也不應該太亮、富藍；只要是太亮、太藍，都應該設法調暗、過濾。

若是黃昏後，就寢前，燈光調暗，再加去藍，自然會有兩個好處，那就是護眼與舒眠。

我們知道，藍光，它引發視網膜炎的效度，是橘光的 10,000 倍；因此，少藍、濾藍、去藍，是護眼的另一個關鍵，無論是看書或看電腦。

過濾藍光的方式，有好幾個：

一、直接使用無藍光的燭色燈光；在商場購買時，選用色溫 1,800K 上下的燭光 LED 或 OLED 就是了；(曾有一次，在美式量販店看到橘色燈泡，再去的時候，就沒再看見)；此外，最好還是亮度可調的，這樣一來，就沒有太藍的問題，也沒有太亮的問題。

二、配戴真實可以過濾藍光的眼鏡或是夾片，而不是只有濾掉紫光，卻沒有濾掉藍光的那種，這是因為 3C 有藍光，卻沒有紫光。

三、電腦、平板螢幕，加掛有效的防藍光保護鏡，或張貼有效的藍光過濾膜；攝影棚的燈光，則可以使用耐溫的色溫膜，可以有效過濾不必要的藍光。

四、手機螢幕，最好選用暗黑模式，就是黑屏橘字，或黑屏白字。

五、電子公文，應該一律改用黑底橘字，或黑底白字；

若是紙本公文，就另當別論。

六、上課、報告用的投影片，做成黑底橘字或黑底白字，
以大量減少學生、觀眾的眼睛壓力。

配戴有效的防藍光眼鏡

「山不轉？路轉。」曾有一陣子，有人想買無藍害的燭光電燈，卻都無處可買，便就想到，不如直接將現有燈泡、燈管的藍光過濾掉，或是直接配戴防藍光眼鏡。

另外，有藍光的地方，實在太多了，像是 LED 路燈、LED 車頭燈，所有的 3C 螢幕，絕大多數的教室、辦光室燈光等等，實在不可能一一拿掉；此時，最快又最有效的辦法，就是直接配戴防藍光眼鏡。

為何眼睛變漂亮？

我周遭有許多的朋友，會不好意思配戴防藍光眼鏡；其中一個主要的因素，是怕不好看，尤其是女生；但是，令我感到意外的是，在配戴之後，她們反而變漂亮了，尤其是她們的眼睛，開始顯大，好像戴了瞳孔放大片一樣；原本深鎖的愁眉，也放鬆了起來，取而代之，是笑靨；這可說是在做好護眼行動之後，額外獲取的彩蛋。

說真的，眼壓大、眼睛疲累的時候，心情也會不好，連帶的，臉色也不可能好看，對吧？

下一次，觀察一下周遭的人，或是親友，或是同事，看看是否有此現象？如果真如此，你就是她們（他們）的貴人了，你知道該如何幫助她們。

減亮──反而顯得優雅

適時表達，真的很重要！

我的牙醫師，非常關愛她的兩個孩子；原本，要在書房，換裝高亮度燈管，讓他們看書、寫作業時，亮度足夠；只是，孩子們的眼睛有感覺，感覺太亮了；幸好，孩子們當下就反映，尤其是那小二的女兒，很清楚的表達出來。

也是所幸，媽媽真夠民主，有在聽；隨後，便出現了兩難，也就是，若依照孩子說的，換了會太亮；但是，若不換，她是覺得不夠亮。

這個困擾、兩難，後來解決了。

我邀請她跟孩子們，來我的辦公室，當場測量他們的「適讀亮度」，結果是 3 至 4 比上 30 至 40 勒克斯，她那位聰明的小四兒子，自己調光，來到 3 到 4 個勒克斯，就可以看得見、看得清楚，我隨手拿給他的一份剪報，他都能輕鬆唸出來，便足以為證。

這時候，這樣的燈光，還是讓做媽媽的她，覺得很暗，可是孩子，就是覺得夠亮、很舒服；當媽媽也做同樣的量測時，那光線則是一直往上調，這時候，在一旁的兒子，用手

遮著眼睛，說是太亮、太刺眼了；此時，照度已經來到了 30 至 40 個勒克斯；果不然，大人與小孩子的視力，是大不相同。

大人聽了孩子的聲音，尊重了孩子的意見，這是個好典範；孩子適時的反映、清楚的表達，很重要，也是家教成功的典範。

上面說的是唸書的燈光，尚且要正確的調暗；那不用唸書的夜晚呢？

調暗「減亮」吧！黃昏之所以為黃昏，就是白光不再，天色轉黃，亮光不再，天色昏暗。

原本室內，就應該與戶外光線同步；太陽光，世界最大最亮的光，都會由暗夜接替，讓人停止工作，讓人開始休息。

只是，我們又將黑夜點亮了起來，為了工作加班，為了娛樂嬉戲，難怪有人會說：「Men don't die, they kill themselves.」（人不會死，人是被自己殺死的。）

調暗吧！除了護眼之外，也會入夜舒眠，是身體健康的關鍵一步。

從這個角度看來，室內燈光與桌上檯燈，勢必要選用亮度可調的那一種；在用不到那麼亮的時候，像是沒在做針線細活的時候，也不在進行精密手術的時候，真的要將光線調降。

歐美人士，他們的居家燈光，就不會點得整間通亮，更不會點上白光；甚至白天辦公，也是偏愛自然採光，讓自然

日光進入。

　　柔和的居家燈光，讓他們的雙眼和身體，都休息了下來；他們的亮視覺細胞，沒有太過度的使用；也是因此，他們的近視率，少了很多、很多，遠遠不及東亞地區人士的一半。

　　相反的，在韓國，在台灣，大家習慣將夜晚點白、點亮；過度使用亮視覺細胞，或許可以用來解釋，為什麼這個地區的人，近視率會高達九成，是歐美的兩倍多。

　　從現在開始，給自己的眼睛一個機會，那就是，入夜之後，先靜待 3、5 分鐘，讓暗視覺啟動；需要燈光的時候，微亮、夠看就可以，千萬不要太亮；休息的時候，更要如此，一個勒克斯的照度，就已經綽綽有餘了；這是因為，我們的暗視覺細胞，可以看到千分之一，甚至是百萬分之一勒克斯的照度。

　　「做飯、切菜的時候，怎麼辦？」飛碟電台的主持人挑戰我，太暗的話，怎麼做飯呢？

　　我自己的廚房，特別是要切菜的時候，是點得比較亮，至少有 20 個勒克斯；這是要確定我不會切到手指頭；還有，就是為了看清楚食材，有沒有變質、壞掉的地方；這時候，是需要啟動一些亮視覺細胞，好看清楚色彩；還好的是，做飯的時候，眼睛是游動的，東西也是比較遠，不像看書，不像看電腦，更不像滑手機，近距離又固定在一個小小畫面裡。

「那吃飯的時候呢？」

好吧！那就稍微亮一點，或 3 或 5 個勒克斯，以啟動錐細胞，好吃得色香味俱全；只是，飯後 還是饒了亮視覺細胞，讓他們休息吧！也讓他們有時間，處理、修補已經發炎的地方。

字體放大

教科書字體太小了

小一、小二的國語，是規定必修的課程；國語課本，雖然也有字體大小的規定，但是，那只限於國字；至於注音符號，小孩子初學中文的憑藉，卻是沒有規範；注音符號字體太小，是台灣學童，會提早近視的第一可能主因。

規範、編撰教科書字體大小的是大人，大人看書，尤其是看小一小二的課本，完全不費力，這是因為，字體確實夠大，又因為大人早早就都認識這些國字了，無需再去看縮在一旁的注音符號；或許是這個因素，便就忽略了注音符號字體過小的這個事實；補救之道就是，小一小二學生，在學習注音符號時，必須加大字體。

到了高年級，或是中學大學之後，教科書字體變小又變多，參考書的字體又不受規範，於是攀升了近視率，加深了近視度；加大教科書的字體，規範參考書字體的大小，刻不容緩。

電視字幕取消或放大

我跟幾位高度近視的學生聊過，近距離看電視，是他們近視的重要原因；在識字之後，為了看懂電視內容，便努力的去看字幕；因為電視字幕夠小，尤其在大尺寸電視機尚未普遍之前，孩子便往前靠，好看清楚；如此這般，近距離看近物，又看很久，便很快的得了近視。

稍後，我們再來談，如何面對電視機光線過亮、超藍的問題；針對電視字幕的問題，我們可以做的是，一則加大字幕，另則加設字幕取消功能。

在全世界，非常罕見母語節目還出現字幕的，這幾乎是台灣特有的現象；取消國語節目的字幕，或是要求電視，加裝字幕取消功能，應該可以大幅減少近視率，並減少重度近視率的攀升；如此，也可以強化大家的聽力，讓大家不再只是視覺動物。

怎麼知道抗了藍光沒？

抗藍光工具，雖然很多，但有至少三個方法，可以用來判斷，它們究竟有沒有效？

第一個方法，看它們的顏色；第二個方法，就是直接使用、配戴，看看眼睛有沒有比較舒服；第三個方法，用儀器量測。

其中，第一個方法最直接、最簡單，就是看它們的顏色。

如果鏡片是透明無色，就可以確定是沒有效，沒有過濾藍光；如果是淡淡的透明黃或橘色，那就表示有一點點用；如果是較深的透明黃或橘色，那就表示藍光過濾效果較佳，就如 P.168 圖 4-1 所示；如果鏡片是藍色或紫色的，則千萬不要配戴，因為它們把友善眼睛的光過濾掉，留下最有光害的藍光、紫光。

從基本的光學物理來看，藍光加黃光，就可以變成白光；相反地，將白光當中的藍光拿掉，就會變成黃光；也是因此，呈現透明黃色和橘色的鏡片，就表示它們有吸收或是過濾藍光，也就證明是有防藍光的效果。

比較好一點的人造光，像是精品店或是手術用的高光質照明，或是 3C 螢幕的白光，就是由「RGB」，也就是「紅綠藍」三個原色所組成；因此，如果我們將其中的藍光拿掉，這個光就會變成黃色；若再拿掉一點綠光，光線就會變成黃橘色，或是橘色，如 P.168 圖 4-2 所示。

「錢被騙，事小；可以保護眼睛的機會失去，事大！」

如果有人向你推薦防藍光眼鏡，可是鏡片卻是透明無色，就肯定是沒有濾掉藍光；如果他們拿出一支號稱是藍色的雷射筆，當場表演過濾藍光給你看，千萬留意，那可能是紫光筆，不是藍光筆。

現代的 3C 螢幕，幾乎沒有紫光；因此，可以過濾紫光

的鏡片，卻沒有能夠過濾藍光，傷害依舊存在，要提防被騙。

判斷防藍光眼鏡有效或無效的第二個方法，就是直接使用、配戴，讓我們的眼睛說話。

根據許多人的經驗，若是配戴高倍數有效的防藍光眼鏡，通常是當下，或不出幾分鐘，便可以感受眼壓的消退；甚至，可以看得更清楚；長時間用電腦而偏頭痛的人，此時，也開始會感受頭疼的消退；有幾位朋友，他們的睡眠品質，也因此獲得改善；以上這些，都是藍光有效濾除的經驗法則。

判斷抗藍光眼鏡，有沒有效的第三個方法是：用儀器量測。

從外觀顏色，雖然可以判斷鏡片有無過濾掉一些藍光，只是，單憑肉眼，還是無法知曉過濾的效果。

至於直接配戴，讓眼睛感受眼壓有無紓緩，則很主觀，對眼壓不高的人，則不敏感。

最客觀、可靠的，還是第三個方法——藉助儀器。

使用光譜儀，我們可以直接看到，原有的 3C 藍光，或是室內照明白光當中的藍光，有沒有被過濾到。

一般的光譜儀，可以讓我們親眼目睹，藍光的高低、有無；測出上述的光譜，以及進到眼睛的照度，就可以計算出視網膜可曝照極限；接著，再計算防藍光眼鏡的護眼倍數。

藉助先進的儀器，藍害量化光譜儀，除了看得到藍光有無被過濾到，更可以具體量化防藍光鏡片的效果。

有效的防藍光夾片

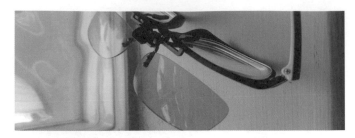

圖 4-1　鏡片若是較深的透明黃或橘色，表示藍光過濾效果較佳。

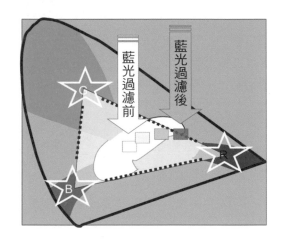

圖 4-2　比較好的人造光，或是 3C 螢幕的白光，由「RGB」三個原色所組成，因此，如果我們將其中的藍光拿掉，這個光就會變成黃色，若再拿掉一點綠光，光線就會變成黃橘色，或是橘色。

　　以上三個方法，還是以第三個方法儀器量測，最受推薦。

何謂藍光過濾百分比？

過去 8、9 年當中，我不曉得買了幾副所謂的防藍光眼鏡；其中，有號稱濾掉藍光 60％的，也有濾掉 80％的；等到我仔細了解，才知道，這些數字，沒有實質或是實用的意義。

這是因為，藍光不是只有單一一個波長，它是一段的波長；它的波長，從 450 奈米，一直延伸到 490 奈米。

那麼，問題就來了，所謂的濾掉 60％或是 80％，指的是濾掉哪一個波長？

450 奈米的深藍光，與 490 奈米的淺藍光，它們對視網膜的傷害效度，非常的不同，其間相差，將近 21 倍；而檢測單位，又是如何計算、加權的？

紫光的傷害效度，又比藍光、深藍光都強，當他們濾掉 60％、70％、80％甚至 90％藍光的時候，那紫光呢？

傳統的螢光燈管、緊湊型螢光燈泡（在台稱為「省電燈泡」）、高壓鈉燈，就含有紫光，如果還有殘留，又怎麼只提藍光過濾掉多少，而不提更嚴峻的紫光呢？

緊鄰淺藍的深綠光，它的傷害效度，就跟淺藍幾乎一樣，也是不可輕忽的。

我就親眼看到，一位高等行政法院院長，非常懂得護眼，她是將辦公桌上的電腦螢幕，調成完全的暗黑；這樣一

來，就可以大幅減少螢幕藍光所造成的傷害；只是螢幕上所呈現的文字，她選擇了綠色，也就是淺藍光的鄰居，因此，潛藏傷害還在，這還不包含頭頂上照射下來的日光燈。

大眾一直以為看綠色的護眼，殊不知，橘黃的光線，才是相對最友善的；此外，眼睛疲倦的時候，闔眼最好；此時，看什麼光都不對，只會增加光照引起的氧化性壓力。

因此，濾掉藍光「多少％」這個數字，是沒有多大意義的，而且，也是誤導。

理由很簡單，如果我戴上的是一副藍光濾掉 80％ 甚至是 90％ 的眼鏡，那麼，請問：我可以因此看書或看電腦多久？

防藍光鏡片有效與否？人們真正需要知道的是「護眼倍數」。

「護眼倍數」的發明

因為一直不了解藍光濾掉多少百分比的實質意義，也不知道所謂的藍光濾掉 60％、80％，能給我什麼具體的保護，又遍尋文獻無著，我只好自己研究。

經過幾年的研究發現，可以採用前面所述，國際上常用的「光照視網膜炎函數」，俗稱的「藍光傷害函數」，來量化濾藍光前後的差異。

這個量化，不只是考慮到藍光含量而已，它也考慮到傷害效度更高的紫光，也考慮到傷害效度僅次於藍光的綠光；

不僅如此，它是考慮到了整個可見光，從紅光，一直到紫光。

這個光照視網膜炎函數告訴我們，不同顏色的光，有不同的傷害效度；經過加權，便可知道任何照明光線，或是電子螢幕光線，其整體傷害的效度。

每一次，只要我們測知，到達眼睛的光線照度與光譜，便可以計算視網膜能夠容許的曝照極限，也就是我們可以看書或看電腦的時間。

經過濾光鏡片、保護鏡或貼膜之後，原來的照度與光譜，若有任何的改變，就可計算出不同的可容許曝照極限；前後兩者相除，便可以獲得「護眼倍數」。

譬如說，在台灣，一般人都將辦公室的燈光，開得通亮；這燈光，先照著公文，再到達眼睛的時候，往往有 100 個勒克斯；如果用的是純白的燈光，那麼，5 分鐘，將是一個人的視網膜，可以容許的曝照極限。

在使用譬如 20 倍護眼的防藍光眼鏡之後，藍光大量減少了，整個照度也降低了一些，可容許曝照時間，變為原來的 20 倍，也就是 100 分鐘；可以看書、辦公多久，才是大眾所需要知道的資訊。

而所謂的藍光過濾掉多少，常常讓人誤以為有了保護，就可以沒有止盡的用眼，而至一樣用眼過度；甚至，如果配戴的是無效或低倍效的，就更不堪設想了。

這就有一點像是穿了防彈衣，也不曉得防彈衣的效果有

多好，就到處去擋子彈；殊不知，再好的防彈衣，也都有它的極限，我們需要知道它的極限；更何況，如果穿上的是無效的或是劣質的防彈衣，那個後果，就無法想像了。

我想跟大家提醒的是，雖然我們有了這個護眼倍數量測的專利技術，但是，它所針對的，是視網膜可容許的曝照極限；減亮、去藍，可以有效保護視網膜，可以增加視網膜曝照的時間；只是，我們仍然要記住，看太近、太久，還是會讓眼睫肌疲勞；水晶體的蛋白質組成，還是一樣，會畏懼長時間的藍光曝照。

辦公室的「阿信」們

說真的，我很想認識幾個，長期看電腦而眼睛卻沒受傷，入夜卻沒失眠的人；如果有，他們還真的不是普通人。

1971 年，第一部個人電腦，才量產問世；到了 2020 年，一年的出貨量，就來到了 3 億台；新冠疫情異常嚴峻的 2021 年，估計更來到了 3.5 億台；在台灣，平均每兩人就有一台。

拜個人電腦之賜，這 50 年來的工、商、科技發展，空前快速；但是，也因為對電腦的高度需求，而造就了「電腦症候群」，賠上了許多人的眼睛與其他的健康。

先前，因為藍害量化儀器的闕如，全世界沒人知道電腦可以看多久；每個人，特別是身為家長的，只能聽醫生的建議，對孩子做出預防性的保護限制，那就是，就算給看電腦，

每次不能超過 30 分鐘。

我們知道，這所謂的 30 分鐘，是為了防止看太久而加深近視。

電腦真的可以看 30 分鐘嗎？從我們的研究發現，答案是否定的，多數的電腦，是不能夠看超過 30 分鐘的，除非做了特殊的防護措施，也就是「調暗、濾藍」。

我們曾經幫清大材料系的辦公室，做過電腦照度的普檢；結果是嚇人的，秘書或行政助理小姐桌上的電腦大螢幕，都普遍很亮，照到眼睛的照度，也是不下 100 個勒克斯。

簡單的說，這樣的螢幕照度，都不容許她們觀看超過 30 分鐘；在這種狀況下，大家不難猜到，有的人的視力，已經受損，而且，越來越嚴重。

想要增加安全觀看電腦的時間，只要將螢幕亮度調減即可；亮度減半，則時間加倍；亮度減為 4 分之 1，則時間變 4 倍；依此類推。

若是有效過濾藍光，像是使用 30 或 40 倍效的，則可增加視網膜曝照極限 30 倍、40 倍久。

背景光也得注意

用檯燈看書、辦公，或者是用電腦查資料、辦公的時候，頭頂上的背景光，一樣要特別注意，我們不希望雪上加霜的事情發生。

在明亮的辦公環境裡，再加上電腦螢幕直接進到眼簾的光線，超過 100 個勒克斯的白光，想當然耳，會讓我們的眼睛負擔更重，使可安全觀看的時間更短；我的建議是，辦公室天花板上的吸頂燈，不要太亮；想要清楚閱覽桌上的公文，只要加一盞亮度可調的檯燈即可；書房的採光，也可以比照辦理。

配戴有效的防藍光眼鏡

有人認為，要將電腦、平板或手機螢幕的藍光過濾掉，很麻煩；要將辦公室照明的白光，過濾成燭光，也是很麻煩；這都不如直接戴上防藍光眼鏡，來得方便；這個想法，是正確的，只要是所配戴的眼鏡，真的可以有效過濾藍光。

截至目前，在前後 120 多場次「光與健康」的科普演講當中，僅有非常少數幾位的聽眾，是配戴了有效的防藍光眼鏡；雖然，絕大多數人，都認為他們的眼鏡有濾藍光功能，在經過光譜儀檢測之後，卻都與期望的相反；用儀器檢測，是為了確認，否則，單單用肉眼觀察，即可判斷其過濾藍光的有無；換句話說，多數所配戴的抗藍光、防藍光眼鏡，是無效或低效的。

我們需要為這個現象，感到驚訝嗎？實在是不需要；約在 8、9 年前，我在為自己的眼睛尋找可能的挽救時，因為沒有這方面的知識，也沒有相關的概念，而一路跌跌撞撞，

買了不少低效的防藍光眼鏡，買了不少無效的抗藍光保護貼，無論它是貼在電腦、平板或手機上。

為了保護眼睛，以保存剩餘的視力，前前後後，我不知試了多少副的眼鏡與夾片；如果不是「藍害量化光譜儀」的成功開發，我依然也是懵懂無知；如果，連我自己，做了一輩子的發光材料、發光元件，都還不知道如何量化藍光的傷害，無法知道坊間濾藍光產品的效度，一般人，又如何會知道？如何能知道？

最後，我還是覺得很慶幸，能夠將 SRI-100 給開發出來；這當中，要特別感謝「波色科技」的王總經理與其研發人員，沒有他們的專業、投入，所有相關的測定，都將會極其的費事。

後來，我繼續開發了「護眼倍數」與其量測技術；從此之後，人們便可以知道，任何的防藍光工具，包括眼鏡、夾片、保護鏡、保護貼、螢幕內建設定、APP 等等，是否真實有效，又是多有效；使用之後，又能增加多少可安全觀看的時間。

總而言之，長時間唸書，或是經常使用 3C 的人，應該將配戴防藍光眼鏡，當作是生活上的例常；所配戴的，必須是有效的；這一點，是處在「藍害疫情」延燒這世代的我們，所必須知道、值得知道的。

真愛行動

再省都要顧孫女

「在我看，美國小學生的眼睛，就快完蛋了！」我的一位高中學長，也是密西根大學的校友，在一個會議中場休息時，心情激動的分享著。

有好幾次，他對防藍光眼鏡感到興趣，但對售價很有意見，總覺得應該要很便宜才是，尤其是在大量生產之後；聊到最後，下半場會議開始，便就不了了之。

「我一次買了9副。」迥異於往常，這一次，他很得意地說，他一口氣買了9副防藍光眼鏡，因為他發現，他在美國的孫子孫女們，上課已經不用紙本課本了，「學校就發給他們，每人一台平板。」

因為知道平板更亮、更藍而更易傷眼，因此，他趕緊採購了防藍光眼鏡，好護住孫子們的眼睛，同時間，也買給了兒子和女兒。

就是這個樣子，親情滿溢；平常，就一直捨不得買，捨不得戴；一旦為了後代，就全都花了；也是啦，天下父母心，為了疼愛子女，就都沒在省的。

全家都戴防藍光眼鏡

我的一位博士班學生，曾經在工研院工作，是電子所的傑出員工，在職進修畢業之後，跟我一直有聯絡。

有一年碰面，我發現他的健康，似乎出了一點問題，醫生說是跟頸部血管的栓塞有關；我告訴他，要注意防範入夜的電子光線，盡量避免白光的使用，以免長期的曝照，而引發三高等疾病。

他說，他一直有在留意實驗室的動向、發展，也對防藍害的知識有興趣；他和老婆，就曾買過、戴過實驗室推薦認證的防藍光眼鏡，發現效果真的不錯；於是，轉而告知他們的四個孩子配戴；他們的一個女兒，在加拿大的台灣半導體龍頭公司上班，在配戴有效之後，再轉而跟辦公室的秘書分享、推薦。

應該也是，長時間用電腦的，誰不受傷？除了坐骨神經受傷，最傷的，還是眼睛；我們系上的秘書們受了傷，我的母系化工系的秘書們受了傷，人事室的「七仙女」受了傷；在科技公司上班的秘書們，如果一樣要經常用電腦，又如何會例外？

令我感動的是，我這位博士班的學生，一如往常，有愛有行動，在親身體驗，確認有益之後，立刻分享出去，再一路，往外擴散。

劍及履及幫女兒

在台北，一所科技大學的校長，在得知長時間電腦工作，會有礙眼睛健康的當下，即行採購，就為了保護他女兒；因為他的女兒，正是資訊工程師，每天需要在電腦的前面，工作非常長的時間；就這樣，又見到一位疼愛子女的父親。

只是，做孩子的，不一定都會領情；同在一起開會的某位委員，就說了，他的兒子，也是資訊系的，用電腦甚多，就是不肯配戴，說是不習慣。

不肯的，還有更多是不習慣戴眼鏡的；在此狀況下，我的建議會是，加掛抗藍光保護鏡，或是螢幕改採最無藍害的暗黑模式。

幫姐姐也幫朋友

諾貝爾物理獎得主，中村修二博士，2019 年 9 月 11 日，應中興大學之邀，來台參加了中興大學 50 周年校慶；12 日，順道來了清大，給了來台的第二場演講，一場有關 LED 得獎前後心路歷程的演講。

演講時，他毫不避諱的分享，前東家的年輕社長，如何對待員工；就像是，研究記錄用的鉛筆，都用到只剩下筆尖的筆芯，用三根手指指尖抓，也都快抓不住的時候，才肯給換；但是，你還得要先上個簽呈，等他高興，批准了才行。

　　這跟我所待過 IBM 研究中心的做法，完全的不同；這個中心，有個碩大的、開架的庫房，凡是日常辦公需要的用品，全都在那，有需要的，自己拿取，沒有限量，無須登記。

　　有一家平面媒體，透過學校公關室的安排，預計在中村博士的演講前做專訪；由於是有關 LED 專業，又怕不完全聽得懂英文，便請我擔任翻譯；這也是我個人，第二次，與中村博士，面對面的晤談；採訪後，我送了他一盞無藍害的燭光 OLED 燈，一盞曾經獲得德國 if 紅點設計獎的三瓣燈；主要是希望他可以親自感受一下，燭光色照明的柔美，以便他們團隊日後研發參考，以開發出更多更好無藍害的 LED 光源。

　　接續專訪之後的演講，聽眾將國際會議廳給坐滿了，當中來了不少慕名而來的高中學生；學校非常重視中村博士的到訪、演講，特別安排了中文、英文兩位司儀。

　　演講到後面的時候，有兩張投影片，兩次被快速跳過，那是有關無藍光的白光技術，是中村博士針對藍光傷害，所做出的改善、回應。

　　中村博士，早在 2015 年，便公開點出，藍光 LED，會有引起失眠的藍光問題（blue problem）；他的團隊，打算捨棄藍光，而採用紫光 LED 來驅動，以得到所要的白光。

　　如我在前面所說的，凡是白光，就都含有藍光；若要採用紫光 LED，則需要搭配黃綠色的螢光粉；儘管如此，所得

到的白光，雖然少了藍光，卻是多了紫光，藍害將更嚴重。

這是因為，在同樣一個流明的亮度下，紫光引發視網膜炎的效度，是藍光的 20 到 30 倍；這也是為什麼，我會在 2016 年，前往美國，拜會人在加州大學聖塔芭芭拉分校（UCSB）的中村博士，跟他分享，紫光可能會產生更嚴重光害的疑慮，並分享我們發明的無藍害燭光 OLED。

演講後，餐敘前，一位學校的一級主管來找我，問我有關抗藍害的事情，特別是她的眼睛，已經飽受 3C 藍光的傷害、困擾許久；也是巧，除了致贈中村博士燭光 OLED 三瓣燈，我還打算送他有效的防藍光眼鏡，只是不記得他是否有戴眼鏡，若是有，就送他夾片，若無，就送他防藍光墨鏡；因為不確定，便就隨身帶上兩款，也就因此，直接讓這位主管試戴，看看有無幫助。

「我身邊很多人，都有同樣的問題，我姊也是，她月底要從美國回台，我也要幫她買一副。」戴上之後，四處望望，她感到眼睛舒了壓，笑容便自然露了出來；我自己也很高興，這鏡片，就像幫助我一樣，幫助了她；事後，她告訴我，她買了 9 副；真的好巧，怎麼跟我的高中學長一樣？

她是做學生輔導工作的，留意、關心學生們的困難、需要，是她的日常；這樣的關懷，卻也延伸到了同儕、同事、家人，顯出她善的本質，又是我所敬佩。

老同事的姪女抗拒燭光檯燈

「姑姑，我告訴妳喔，現在我用燭光檯燈看書，不像以前，看一兩個小時，眼睛就很酸。」

都快要 30 年了，曾經是我電動機車推廣計畫的助理，書嘉，跟我分享她姪女的真實故事。

2019 的農曆年一過，她好不容易拿到第一代的燭光 OLED 檯燈，並如所承諾的，送給了她念小六的姪女；雖然這檯燈很貴，但是，她就是認為值得的，畢竟，再也沒有什麼，會比眼睛的保護來得更重要了。

她是滿心歡喜地，要送上這份等待已久才買到的好光禮物；此前，姪女也一直盼望著，追問著。

「怎麼是這種顏色？怎麼這麼暗？」在收到她的檯燈禮物後，姪女卻是好不失望；這樣的抱怨，也讓姪女的爸爸，也就是書嘉的大哥，好不尷尬，並將女兒訓斥了一番。

在爸爸的堅持下，姪女被迫使用這禮物檯燈；只是，大人一走開，小孩便將它關掉；然而，做父親的很堅持，不斷過來巡房；姪女只好將這檯燈一直開著，後來，索性就遷就看看。

幾天後，書嘉的姪女告訴她，自從用了這個燭光檯燈之後，眼睛就不再那麼容易累，不再像從前一樣。

書嘉跟我分享這件事的時候，是充滿了喜悅，她告訴我

說：「小孩子是不會騙人的，如果是不好，就會說不好。」

當我仔細聆聽書嘉的分享時，學到了幾件事，那就是，有的小孩，已經習慣了亮白的檯燈，這將迫使他們近視加重；大人若有正確的認知，肯給幫忙，不難克服調適上的障礙；此外，也無須急促，習慣的改變，是需要一點時間的，或一天，或兩天。

護眼行動趁還來得及

「有保護，才有保佑！」保護眼睛，要靠行動，更要及時；若能預防是最好，但若已經受傷，一樣是要啟動保護，一則防止視力惡化，延長眼睛可用的壽命；再者，讓可修復的細胞修復；此外，還有額外的好處。

原本只為護眼，卻也舒了眠

在「厚德基金會」執行秘書的幫助下，抗 3C 藍害的行動，有了一些的進展；她找來幾位熱心的朋友，先參與幾次「光與健康」的論壇；並率先響應各個行動，像是：黃昏後燈關暗，睡前停用 3C，睡覺全暗黑。

「有一件奇妙的事，那就是，到了第二天早上，我才發現，昨晚竟然不知不覺睡著了，原來的失眠不見了。」

其中一位，是退休的護理人員，先前罹患了乳癌，並做

了治療，但是，一直有失眠的問題；只是，她來參加論壇，是為了眼睛的問題；在她配戴防藍光眼鏡之後，眼部有紓了壓；為了避免人造夜光的干擾，入夜後，她還是佩戴著，直到入睡前；結果，困擾她多時的失眠，竟然在配戴眼鏡，濾了藍光之後，自動消失。

大家替她感到高興之外，也驚覺到藍光對睡眠品質的危害，而濾除進入眼睛的藍光，竟然是改善失眠有效的方法。

同一次與會的，還有一位龍小姐；她做的更透澈，除了防藍光眼鏡，她也關起了家中的白燈，換上了燭光三瓣燈；據她說，10 坪大的房間，她只點了一盞；我問她，這樣不會太暗嗎？她說是不會。

在後來一次的論壇時，她的女兒，也來參加；在抗藍光的經驗分享時，她的女兒，說了一件很有趣的事。

通常，每一兩個星期，她會回新竹的家，母女經常一聊，就是到了半夜一兩點；直到最近，才聊不到八、九點，就看到她媽媽頻頻打呵欠；原本以為是不想聊了，後來才知道，是媽媽睏了，睡意來了，這事，就發生在她媽媽換點燭光燈之後。

龍小姐自己更開心的分享，以前，因為一直都睡不好，除了失眠、白天精神不好，還連帶有了憂鬱症；但是，自從去除了不必要的藍光之後，入夜開始有睡意，晚上開始睡得著，白天精神變好，憂鬱症也慢慢消失了。

守護環境卻成電子公文受害者

「教授，我的眼睛完蛋了，醫生還說是白內障，要開刀。」

新竹一所著名的私立中學，在新課綱實施之前，便是教育部肯定的前導、示範學校，新課綱實施之後，又經常是評鑑績優；在配合政府，響應環保，推動電子公文方面，也是模範生。

只是，不幸的事情發生了；自從無紙化電子公文推動以來，校長每天平均要用電腦螢幕，看 10 個小時的公文；就這樣，眼睛提前出現白內障現象。

「先不要開刀，會有後遺症、副作用的，妳看看前總統與前行政院院長的例子，就知道了。」我建議校長，馬上配戴防藍光眼鏡；她說她沒近視，沒在戴眼鏡，我便再建議她，帶橘黃色的防藍光墨鏡，不但不會突兀，還會像名模一樣美麗。

有效的防藍光墨鏡

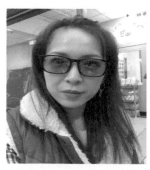 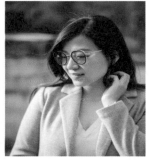

　　「周教授！」在一個多月後的記者會上，校長再次展現她的笑容，用親切的聲音，給了我問候；上次就不同，上一次，她的臉上，失去了她過去 20 多年來慣有的笑容。

　　這是可以理解的，任何人，頂著飆高的眼壓，撐著痠澀疲累的眼皮，面對漸漸失去的視力，還有可能的白內障手術，再怎樣，臉上也是無法浮出笑容的；就是這一次，校長告訴我，每天長時間用電腦看電子公文，害到了她的眼睛。

　　對了，忘了跟大家說，這一次，校長是戴著橘黃色墨鏡的。

　　看到這樣的結果，我也是很高興；再一次，驗證電腦的藍光是有害的，尤其是每天長時間使用的時候；又再一次驗證，配戴有效的防藍光眼鏡，是有用的。

你說的，她明白！

　　「真正經歷過的，就會懂得你在說什麼。」

　　120 多場的演講經驗告訴我，只有真正經歷過眼睛傷害的，才會懂得你在說什麼，開始認知藍害是什麼，珍惜你所說的。

　　無論是健康團體也好，讀書會也好，社區大學也好，只要成員是青壯年以上的，特別能感受，我在演講當中所釋放的訊息，尤其是年紀越長的人，則越有感受；相反的，大多數的年輕人，對「藍光傷害」這個議題，幾乎是無感，但是，

也會有例外；一些平時就會關心父母、長輩的年輕人，他們就會留意到這些訊息的重要。

今天上午，應系主任的呼籲，前往清大的「鴿子廣場」，陪今年的大四生拍畢業大合照；途中，遇到以前的老鄰居，物理系的周教授，才在幾句的寒暄之後，他道出：「我的眼睛，越來越不行了。」

這我還會不明白嗎？清大位處偏僻的新竹，沒有太多文化場域、故宮，沒有 101 或西門町，教授們平常能去的，就是研究室，下班以後，也是；長時間寫論文、看電腦，是上班也是下班的例常；如此的生活、環境，可以解釋為什麼很多人的身體是不健康的，眼睛是不健康的。

碰到這位老鄰居，我語帶戲謔的回他：「到了這把年紀，還這樣頻繁的寫論文、看電腦，如果眼睛還不壞掉，那還真的不是人。」

說完這些話，我先停頓了一下，看到他臉上，出現有不解的反應，我才接著說：「而是神」、「只要是人，沒有眼睛不受傷的。」

「人都會老，眼睛也是；自然老化雖不可擋，人工光線所催老的，可就沒有必要。」我還是勸了他，要做好防藍光的工作。

才說完，走到鴿子廣場，約 10 位教授來到；一看，兩位年輕的教授，戴著變色眼鏡，繼先前餐會遇到的兩位中生

代，我已經看到四位了；然而，這一點都不奇怪，就像我剛剛說的，這裡的教授，有夠拼的；其他大學，恐怕也是；說到眼睛，有誰不受傷？

資訊科技──最危險的行業

從眼睛疾病的角度來看，現階段，最危險的行業之一，應該莫過於資訊業了。

先前，某醫院復健科的護理師告訴我，園區員工來做復健的，非常之多；而且，都只有 30 幾歲而已，主要都是因為長時間打電腦。

現在，這些資訊工作人員，又有了這個行業專屬的職業病，叫做「電腦視覺症候群」（computer vision syndrome, CVS），這個症狀，有時候又叫做「數位眼睛疲勞」（digital eyestrain）；CVS 最常見的癥狀有：眼睛疲勞、頭痛、視力模糊、眼睛乾澀、頸部和肩部疼痛。

除了最後這個頸肩部疼痛，將電腦螢幕的首惡「藍光」過濾掉，會是對付 CVS 最直接有效的對策；你可以建議他們，在電腦螢幕上，加掛防藍光保護鏡，在眼鏡上，加上防藍光夾片，或是，將螢幕背景設定，改成黑底橘字或黑底白字；室內背景光，換成無藍害的或低藍害的。

什麼最貴？

「周教授，請教一下，你戴的那防藍光眼鏡，貴不貴？」

在一個國際社團的邀約演講後，一位與會者，直接了當的問了這個問題。

「這防藍光眼鏡，貴！」我直接了當的回答。

「你吃不吃葉黃素，貴不貴？」她說有在吃，但是，不知道貴不貴。

於是，我們當下計算了一下，一瓶大約 1,000 塊，一個月大概吃掉一瓶，一年就差不多 12,000 元，20 年就要 240,000 元；看起來，葉黃素是貴了許多、許多。

然而，重點還不只在於貴與否；真正的重點，更在於吃葉黃素，到底有沒有效？有什麼效？我曾一再被提醒，演講的時候，就不要去談這件事，有人會有不同的看法；然而，擋人財路，恐怕才是這背後真正的原因。

到頭來，什麼才是貴？應該不難判斷，那就是，錯失了保護眼睛的機會，失去了視力最貴。

友善提醒

在這一章的末了，我還是要提醒，「光像藥」，用對，就對了；用錯，就不好了。

晨光像藥

要記得，清晨的光，就像是良藥，有至少三個益處：

一、可以啟動生理時鐘，晚上準點有睡意。

二、可以刺激醒來激素（可體松）的分泌，讓人白天清醒、有活力。

三、可以刺激血清素分泌，讓人快樂；這個血清素，到了夜晚，還會轉換成舒眠、抗癌的褪黑激素。

因此，在對的時間照對光，非常重要。

如果，在不對的時間用光，那麼，好光也會成毒；因此，要用對光，第一要務，就是在對的時間，用對的光。

我的一位徐姓好友，他曾在清大生命科學系任職，專攻植物科學；他告訴我，無論是動物還是植物，歷經黑夜之後，如果突然開啟亮光，會讓內分泌失調，而分泌出有害物質。

因此，在清晨的時刻，不是突然開燈，而是讓外頭的天然日光，或是用能漸亮漸藍的光，將人從睡夢中溫柔喚醒。

到了黃昏，夕陽漸紅，天空的光線漸暗，也是在提醒人們，該給一天的忙碌做收尾了，至少，好讓「明視覺」細胞休息。

電子夜光似毒

「日亮夜暗」，這樣的自然，漸漸地，被人造光線所侵

入、破壞；在近代，電子光線、電子照明，越來越亮，迫使暗夜不暗，使得「偽白天」變長，原有的日作夜息失衡，人的生理節律失序，開始失去健康之前，則先開始失去視力；有效的對策，仍不出調暗、去藍、縮時。

電子宵禁

「這麼長的時間，我要做什麼？」2021 年，聖誕夜，學校在國賓飯店，設宴六桌，款待過去一年榮獲校外榮譽獎項的教授與眷屬們。

席間，我們這一桌的主人，原科院的李院長，很不能理解，黃昏後，睡覺前，如果不用 3C 電子產品做點事，還能做什麼，來打發這麼長的時間？

「這麼長的時間，我要做什麼？」就在前一個禮拜，12 月 16 日，在我們系上葉教授的獲獎分享宴上，一位曾經借調到半導體公司，拿過豐厚專利獎金的教授，一樣的，說她很不能理解，甚至，帶一點不屑的說：「暗夜這麼長，要做什麼？我大概只有洗個澡，就不知道要做什麼了？」

「這個，就要請你跟哈佛大學醫學院，去辯論了。」我必須聲明，雖然我支持哈佛大學，睡前 3 個小時停用 3C 的這個說法，但並不代表我就完全做得到。

人們往往會看人說話，或是看人聽話；我發現，為了避免因人廢言，引用出處，尤其是引用世界著名大學的呼籲，

是必要的；在用新知對抗積習時，尤其有必要。

文人相輕、同行相忌，在教授這一行，從來也沒有少過；這也是為什麼，絕大多數的他們，依舊深夜守著電腦螢幕，怎樣說就是不做防藍光的措施，怎麼勸也是無用，好像聽了、做了，就表示「你對了，他錯了」、「你贏了，他輸了」。

話說回來，如果是好朋友，還是會慢慢去思考、判斷，然後做出正確抉擇的。

同系的一位資深傑出李姓教授，同事了 34 年；中間，不曉得被我關心了幾年，總算帶著他的防藍光眼鏡，找我幫他量測。

早在多年前，他已經做過白內障手術，換過人工水晶體，還是沒有過濾藍光的那一種，這就不免令人擔心了；術後，過多入眼的藍光，勢必提早造成視網膜病變。

結果，他所戴的，也就是我 8 年前看到的，號稱濾掉 50％ 的藍光；這我就弄不明白了：「既然有害，還留下 50％ 做什麼？」

另外一位，跟我一樣資深的教授，是位超級買家，買貨時，必問三家；她上網買了幾副防藍光眼鏡，就是不知道效果有沒有；最後，還是找我詢問、推薦；這清楚說明，她體認到螢幕藍光有害；也似乎表示，她信得過她的同事，這就真的很不簡單。

話說電子宵禁，若要實現，有兩大困難；第一個困難是，人們已經習慣晚睡，而且，越來越晚；第二個困難是，人們已經愛上 3C，而且，越愛越深。

「怎麼辦？」我們不妨先對付第二個問題，那就是，愛上 3C 不是什麼錯，只是要做好恰當的防護：「減亮、去藍、縮時」；尤其是晚上，原本就只能開啟看暗的暗視覺，因此，「減亮」是衛生的。

所有用來看彩色的亮視覺細胞，尤其是看藍光，容易受傷的藍色錐細胞，更應該休息下來，因此，「去藍」是對的。

如果白天已經用多了眼，那麼，防止用眼過度，晚上更應該縮短使用時間，因此，「縮時」是健康的。

如此看起來，人類還是應該努力發明，用耳跟嘴互動好玩、好用的 3C 產品；就像我用手機在寫這本書的時候，太小的鍵盤，又常常打錯格，就很傷眼；換成語音打字模式的時候，又常常出現奇怪的字眼，至於標點符號，還是得要另外敲鍵盤輸入。

至於第一個晚睡問題，或許要認真思考一下，早睡早起用 3C，跟晚睡晚起用 3C，有什麼不同？早睡早起的雲雀，比晚睡晚起的夜鷹健康，又可以多活 10%，有什麼不好？請想想。

科學家一直主張的「電子宵禁」，也就是黃昏之後，特別是在就寢前 3 個小時，不要再使用電子螢幕；這個主張，

是希望人們在就寢之前，體內褪黑激素可以充分的分泌，因此，可以舒眠、抗癌、健康、長壽。

　　人們不喜歡被宵禁，應該也不會喜歡被電子宵禁；新冠疫情蔓延的時候，利用宵禁來規範群聚，或許有它不得不為之處；藍害疫情日益嚴重的當今，自我節制，將 3C 的使用，調整到日落之前、日出之後，也不會少掉樂趣；此外，護了眼，又舒了眠，豈非一舉兩得？相反的，簡直就是慢性自殺，傷眼又失眠，就不知道有什麼好的？

第五章

展望未來——好光與尚待研究的議題

想想燭光晚餐為什麼美好

如果有機會，好好犒賞自己一次，吃一次燭光晚餐，體會一下，為什麼燭光晚餐美好？這晚餐，可以在外面的餐廳吃，也可以在家裡。

到了現在，多數的我們，可以說是衣食無缺，如果還有缺的話，應該就是一頓燭光晚餐，有趣的是，古時候，或許不缺燭光、油燈，要有缺的話，可能是天天的豐盛餐點。

當我們將白光關掉，燭光點上，心跳漸漸變慢，呼吸漸漸變緩，眼睛舒了壓，全身放了鬆，好了心情，有了胃口，餐桌上，燭光旁，再擺上像樣的食物，便是一餐美好，一頓享受。

光，對我們，影響深遠。

為什麼燭光好？

燭光之所以好，是因為它的光色，既柔和，且少藍，對眼睛比較友善，不易引發高眼壓，不易引發視網膜炎，若是入夜使用，則對生理友善，對褪黑激素的自然分泌有利，最後，有益睡眠、有益免疫、有益抗癌。

為什麼不用蠟燭？

可惜的是，蠟燭的發光效度，非常的低，每一瓦的能量，它只產生 0.3 個流明的亮度，被認為耗能的白熾燈泡，

都還有 10 多個流明瓦。

除了耗能，燭火有容易引起火災、燒燙傷的疑慮，除了燭心太亮會有眩光，燭火的晃動，不利專注閱讀。

最不利於蠟燭使用的，還是它所釋放的 PM2.5，容易引發肺腺癌，而肺腺癌，曾經是奪走台灣與全球人生命的第一癌症。

燭光 OLED 的護眼效果

為了擷取燭光的優點，並免除蠟燭的種種缺點，我們發明了燭光 OLED。

從 2012 年，首次發表燭光 OLED 之後，先是獲得「智晶光電」的協助，將尺寸放大；2014 年，兩個燭光 OLED 路燈，率先點在司馬庫斯部落（如下圖 5-1），後來，曾有小量製作，惟因未能擴大投資進入量產，而暫告停擺。

改寫人類照明史的無藍害燭光 OLED

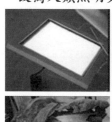
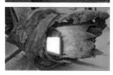
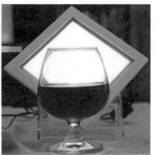

圖 5-1　有機會改寫人類照明史的燭光 OLED，2012 年首次發表，後來，獲得智晶光電的協助，將尺寸放大，如上，並在 2014 年，率先點在司馬庫斯部落上面。

　　再經過了 4 年，也就是 2018 年，我總算遇到貴人，獲得世界知名大廠「First-O-Lite」的協助，開始看到燭光 OLED 檯燈、三瓣燈、寶寶夜燈等的量產出貨，這也免除了我 6 年多來，一直被「追貨」的惡夢。

　　2018 年年底，我們終於可以向世界宣告，燭光 OLED 正式商化啟動。這盞燈，是台、美、大陸三地華人努力的結晶，因為這盞燈，我們可以開始改寫人類 12,000 年的照明史，讓完全無藍害，相對最護眼的「好光」，走入人群，如 P.200 圖 5-2 所示。

　　「也許，再兩年吧！」（In 2 more years. Hopefully.）原來，在多次的國際研討會後，與會者常常問及，這樣好的燭光燈，何時才會量產上市？並且囑咐，上市後要告訴他們。針對這個問題，我的回答是：「再兩年」，而且，前提是找到願意量產的人。

　　前後經過了將近 6 年，國內外，沒有一家大廠甚至小廠，願意配合大量生產，也因為這樣，說了三遍的「再兩年」，讓我覺得自己像是個「放羊的孩子」，於是，我開始學習放棄，承認失敗。

　　畢竟，一條帶有經濟規模、像樣的 5 代生產線，需要近百億元的投注，在看不到回本並獲利的情況下，任誰都投資不下，也是因此，再次碰到同樣問題的時候，我的回答是：「恐怕等不到這一天」。

　　不難想像，此時的與會專家，有的失望，有的生氣，有的認為這是在開他們玩笑，害他們空期盼了一場，而我，又何嘗開心得起來呢？

　　透過校方的試運行計畫，總算讓部分期待者，率先「嘗鮮」使用，這一款，史上最好的檯燈，完全的平面，零藍光，14 段的明暗可調，360 度的無限制旋轉，可完全貼平、收納的設計等等，擄獲了我的心，也擄獲了第一批，可以幸運採用者的心。

　　約半年之後，我們進行了問卷調查，以具體了解使用者的滿意度，結果，是令人感到滿意，但還不是非常滿意，其中，有將近 8 成的使用者，認為護眼有效；將近 5 成，認為舒眠有效。

　　我好奇的是，為何有近 5 成，不認為舒眠有效呢？

　　在看了所述理由之後，便也明白，原來，有的人，入夜還是開啟了白光頂燈；有的人，還是熬夜看電腦；有的人，就是晚睡；有的人，一直有失眠的困擾。若是經過校正回歸，燭光 OLED 檯燈有益舒眠的效度，應該是更高許多，當然啦，就算是「好光」，也要搭配「好習慣」。

獎不完的燭光 OLED

　　喜愛燭光的，還真的不只是全球第一幸福的丹麥人。

　　燭光 OLED 發明之後，在學術上，首先是被著名的

國際期刊 ——《前瞻功能材料》（*Advanced Functional Materials*），所快速接受並刊登，那是在 2012 年的聖誕節前夕；緊接著，在 2014 年，我們這一篇論文，被全球最具影響力、影響因子最高的期刊，《臨床醫師癌症期刊》，其一篇綜述所引用，譽為對抗節律破壞的有效手段。

2018 年 12 月 7 日燭光 OLED 商化啟動

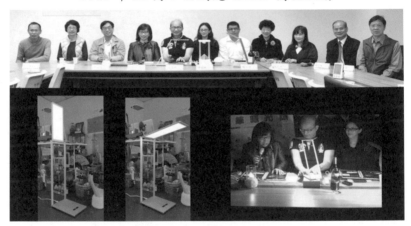

圖 5-2　燭光 OLED 正式商化啟動。參與見證者，由左至右，分別是：「台灣達利」莊志輝藝術家、商周出版總編輯、台大眼科醫師葉柏廷主任、陽明大學護理學院劉影梅院長、作者本人、工研院光電所代表、照明公會代表、曙光女中姚麗英校長、曙光女中家長會會長、廠商代表、清大技轉中心鄭鈺隆經理。

這一個對夜空友善的燭光 OLED，在 2015 年，得到「國際暗空協會」的肯定，榮獲當年度，全球唯一的照明設計獎，如右頁圖 5-3 所示。

國際暗空協會照明設計獎 2015 年 11 月 20 日

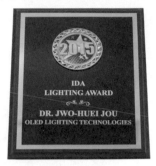

圖 5-3　燭光 OLED，榮獲國際暗空協會，2015 年度全球唯一的「照明獎」
（Lighting Award）。

同一年底，這一個燭光 OLED 技術，得到經濟部的青睞，獲得 2,000 萬元的補助，預計在兩年內，將可量產的技術，開發出來（如下圖 5-4）。

經濟部 2000 萬元資助的亮點計畫

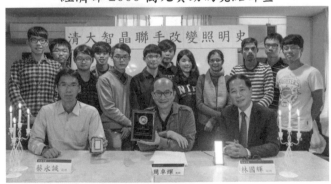

Candlelight OLED available Q4 2017

圖 5-4　燭光 OLED 技術，榮獲經濟部補助 2,000 萬元，以資開發可為量
產技術。

2016 年，先是獲得「台灣照明學會」的肯定，榮獲「照明金質獎」的特優獎，如 P.204 圖 5-5 所示；接著，再獲得「Lite-on 創新獎技術組」的金賞，如 P.204 圖 5-6 所示；2018 年，榮獲科技部「未來科技突破獎」。

2017 年 5 月 25 日，我們與智晶光電合作的燭光 OLED 檯燈，獲得「國際顯示技術研討會」（SID）創新展之邀參展，如 P.205 圖 5-7 所示；負責顧展的博士班學生，狄巴克（Deepak）告訴我，參展的這三天，蘋果公司前後有 15 位，來到我們的攤位，或想了解什麼是無藍害的光；狄巴克也毫無設防的，開心地講，大方的秀，讓他們看看燭光 OLED 所發出的光譜。

同時間，我給了一篇海報論文報告，是有關「好光的定義與設計」；不少與會的人，對此報告感興趣，紛紛前來了解；一位來自莫斯科的俄國科學家，特別稱讚了一番，他很認同人們需要好光；並且說，這個好光的發明，是可以獲取諾貝爾獎的；隨即，希望一起拍張合照，此時，他研究室的助理研究員，也湊了過來；一旁聆聽的韓國專家，也說要入鏡，如 P.205 圖 5-8 所示。

2018 年 4 月 23 日，長期關心光對健康影響的喬治・布蘭勒教授（Professor George Brainard），他是國際太空站照明計畫共同主持人，同時，也是臨床醫師癌症期刊 2014 年那一篇巨作〈現代世界電力照明引發乳癌與節律破壞〉的第

二作者，受到台灣專業協會之邀，前來給予專題講座。

2018 年 4 月 27 日，研討會期之後，他特別多待了一天，前來清大，和我商討無藍害照明可能的合作事宜，以及太空站現有節律照明的可能顧慮。

拜會期間，他說他有一位同事，工作之餘，開了一間手工蠟燭工作室，知道他要來清華找我，便將手工製作的蜂蠟蠟燭，託他送來給我，如 P.208 圖 5-9 所示；內行的人才會知道，蜂蠟製作的蠟燭，非常的貴；我告訴喬治：「你知道這蜂蠟蠟燭有多貴嗎？古代的有錢人家不敢點，有錢的教堂也不敢點，只有在特別節日的時候，會點上，又亮、又香。」

事後想起，我們發明的燭光 OLED，真的是吸引到他們的注意了；也難怪他們會在該篇巨作指出，我們的燭光 LED，若是拿來夜晚使用，取代富含藍光的螢光燈，將會對節律產生較少的衝擊。

同一天上午，我們先召開了一場台美記者會，共同呼籲各界，用好光，以抗癌顧健康，如 P.208 圖 5-10 所示。

2019 年初，在各界的協助、捐助下，250 多盞的燭光 OLED 三瓣燈，如 P.209 圖 5-11、圖 5-12 所示，送到司馬庫斯部落，完成四年多前啟動卻無法實踐的承諾，那就是，協助部落，將景觀路燈無藍害燭光化；同年的 7 月 6 日，部落選在「水蜜桃季」的第一週，舉辦燭光 OLED 景觀路燈的啟用儀式，如 P.209 圖 5-13 所示。

台灣照明學會照明金質獎—特優獎

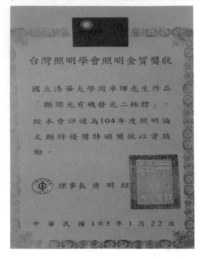

圖 5-5　燭光 OLED 論文，在 2016 年，榮獲台灣照明學會頒發照明金質獎的特優獎。

光寶最佳技術創新金賞　2016 年 9 月 1 日

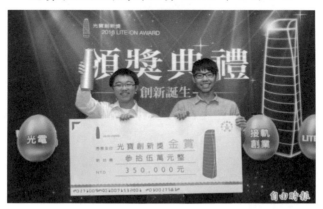

Best Tech Innovation NTD 350,000 [US$ 10,000]

圖 5-6　燭光 OLED 技術，在 2016 年，榮獲 Lite-on 技術創新金賞。

燭光 OLED 檯燈獲邀 SID-Innovation 展示
2017 年 5 月 25 日

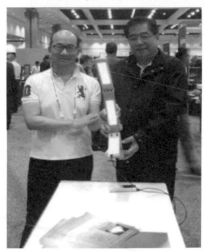

圖 5-7　我們與智晶光電合作的折疊式燭光 OLED 檯燈，獲邀參加國際顯示技術研討會之創新展。

好光的發明可以角逐諾貝爾獎

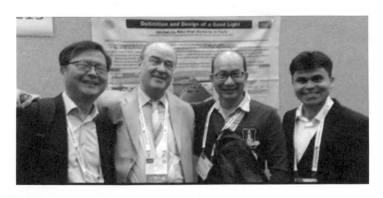

圖 5-8　左二，來自莫斯科的俄國科學家，很認同人們需要好光；並且說，這個好光的發明，是可以獲取諾貝爾獎的。

司馬庫斯無藍害照明榮獲「台灣光環境獎」評審團特別獎

2020 年，司馬庫斯無藍害照明作品，受邀參加「台灣光環境獎」競賽，先通過書面審查，再經現場審查，最後獲選入圍。

「周教授，可否請你協助，邀請司馬庫斯部落代表，參加最後的頒獎典禮？」

中強光電文化藝術基金會，主辦了「台灣光環境獎」競賽，承辦人員，希望我可以幫忙邀請部落，派代表參加頒獎典禮；由於入圍不代表得獎，加上從部落位處偏遠山上，一路開車來回淡水的會場，也要耗上一天；萬一沒得獎，我就不知道該如何面對部落了；因此，我將長老的聯絡方式，給了她們。

「萬一沒獲獎，那不是很尷尬？」基金會聯絡部落未果，於入圍作品記者說明會後，再次希望我幫忙邀請，我想再推辭，並告知她們，我有我的難處；但是，就是熬不過她們，只好答應去試試看。

「萬一沒獲獎，那不是很尷尬？」部落的優繞依將長老，同我一樣，擔心著相同的事；我說，也是，並再告知，基金會的承辦人員，很希望部落派有重要代表參加；於是，長老只好勉予答應，並告知會再轉報頭目；通話結束前，長

老與我先自我建設了一下，設法看淡這一切，並自我安慰的說：「入圍就是肯定」。

2020 年 12 月 11 日，台灣光環境獎的頒發，選在淡水的雲門劇場，這是了不起的；林懷民帶領的雲門舞集，做了開場的演出，只能說是非常的精彩；表演時的採光，也是上上等級的水準，清亮而不眩。

「就剩下最後一個獎項了，如果沒上，就沒有了。」我跟坐在左邊的優繞長老聊著。

當時間，滴答滴答的流逝，五個獎項，已經頒出，我們與司馬庫斯部落合作的作品，全部錯過。

最後，還有幾個團隊，等待著最後一個，也是最重要的「評審團特別獎」；此時，若非獲獎，就是落空；長老理解，笑笑的說著：「沒關係的，周教授，提名就是肯定，真的沒關係的。」當然，我還是會介意的，畢竟他和頭目，跟部落請了假，特地從遙遠的山上趕來。

「台灣光環境獎，評審團特別獎，獲獎的作品是……」，我真的沒有聽錯，沒有在作夢，得獎的就是司馬庫斯部落無藍害照明作品；擔任司儀的基金會執行長宣布之後，前排的評審團，站了起來，歡呼鼓掌；真的是太緊張了，我有兩次，要走到台前，準備領獎；但是，還要再等一等，因為基金會董事長，要說明評選經過、獲獎原因，接著，大會還要播放得獎作品的影片。

國際太空站照明計畫共同主持人贈送手工蠟燭

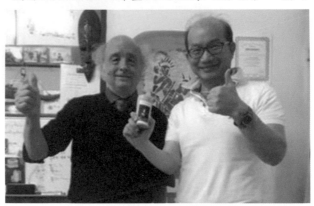

2018 年 4 月 27 日 Prof. George Brainard 來訪

圖 5-9　國際太空站，照明計畫共同主持人，喬治・布蘭勒教授，同時也是臨床醫師癌症期刊，2014 年巨作，〈現代世界電力照明引發乳癌與節律破壞〉的第二作者，將他同事手工製作的蜂蠟蠟燭送給筆者。

台美共同呼籲　用好光以抗癌顧健康

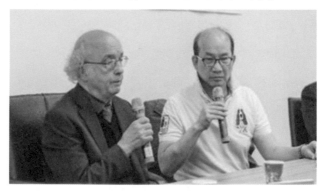

與 Prof. George Brainard 共同召開記者會

圖 5-10　2018 年 4 月 27 日，在清大材料系，與國際太空站照明計畫共同主持人，布蘭勒教授，共同召開記者會，呼籲各界，用好光，以抗癌，以顧健康。

燭光三瓣燈

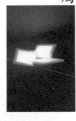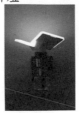

圖 5-11　側寫燭光 OLED 三瓣燈。

燭光三瓣燈

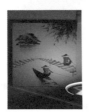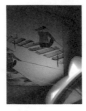

圖 5-12　燭光 OLED 三瓣燈投射下的掛畫。

燭光 OLED 路燈啟用

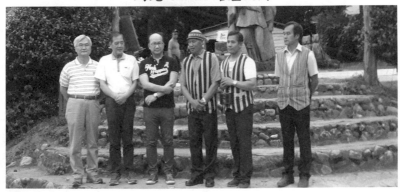

圖 5-13　2019 年 7 月 6 日，部落選在「水蜜桃季」的第一週，舉辦燭光
OLED 景觀路燈啟用的儀式；由左到右，分別是：捐款人代表陳仲
曦先生、新竹市前市長許明財先生、筆者、馬賽頭目、優繞長老、
蔡牧師；6 個人的正後方，便是著名的「生命樹」雕刻，它的兩邊，
便是風倒木電桿，電桿上張掛的木笱燈罩，裡頭就是燭光三瓣燈。

「幾千年來，司馬庫斯部落族人，就是以生命的態度，在捍衛著台灣這塊土地」，馬賽頭目與優繞長老，代表部落受獎；馬賽頭目，以正式的泰雅母語，發表得獎感言，由優繞長老即席翻譯；才開頭的幾句話，便讓全場動容；一場感人的畫面，就這樣不經意的流出，如 P.212 圖 5-14 所示。

做為這個作品「設計師」的我，事先沒有備稿；有一次，入圍「國際稜鏡獎」，大會提醒我，要準備得獎感言，我還很認真的準備了英文稿子，結果卻是落空；實在不喜歡再次跌落的感覺，更想逃開那期盼下的壓力，我就索性不備；心裡也有想著，萬一真的獲獎了，即席的中文感言，也難不倒我；就從聽到得獎，再到台上，輪到我致得獎感言時，有將近 10 分鐘的時間，可以構思，足夠了。

16 年前，第一次來到司馬庫斯，便在當時的牧師期許下，我成了部落的終身志工；終於，我可以將畢生研究的精髓，無藍害的燭光燈，奉獻給司馬庫斯——「上帝的部落」；更與整個部落族人，將「夕陽小路」無藍害燭光化；在這裡，低頭可以看到夕陽的餘暉，抬頭可以望見浩瀚的銀河星空，如 P.213 圖 5-15 所示。

當天與會的貴賓，有令人尊敬的舞者林懷民先生，有監察委員，更有立法委員；我便在致詞時，特地向委員們請命，希望她們可以幫忙，捍衛台灣的婦女同胞，以免她們，因為電子夜光的汙染，而罹患日益攀升的乳癌。

從燭光 OLED 到燭光 LED

有時候，想要行善，也要透過良好的企業行為。

30 年前，為了讓孩子們，可以吸一口乾淨的空氣，我花了足足 5 年的時間，投入在電動機車的推廣、宣導上面；最後，電動機車的使用，變成了國家政策；行政院，因而推出了一項電動機車國家計畫，預計以四年的時間，以及 63 億的預算來推動。

我們可以想見，如果電動機車的商業化不成功，那麼，想要響應電動機車的騎乘，以改善空氣品質的民眾，也無從配合起；這一次，「好光」要成功，要能造福人群，最後，還是要有產品；在多次的國際研討會上，與會專家需求好光的殷切，使我再次領悟到，除非努力促使「好光」商化成功，否則，好意、好構想，也會淪為空談。

在我將「好光」普及化的過程當中，遇到了一個最大的困難，那就是產品的價格；因為沒有公司，願意進行大量的生產，因此，昂貴的價格，致使受益的人，非常有限；再加上一般人愛亮的習慣，而使得燭光 OLED 照明產品，受到異常嚴峻的挑戰。

儘管從事 OLED 研究，將近 30 年，此時，我還是得從廣大民眾的需要，也就是，是好光也是要便宜的角度，去重新思考，尋找讓「好光」普及的替代方案；此時，沒做第二

人想的，那就是，燭光 LED 了。

　　經過兩年的開發、測試，完全沒有藍光的燭光 LED 燈泡，總算出爐了；為了適合閱讀，不會太過爆亮，也有了明暗可調功能的燭光 LED 燈泡；這一次，總算走完了最後的這一哩。

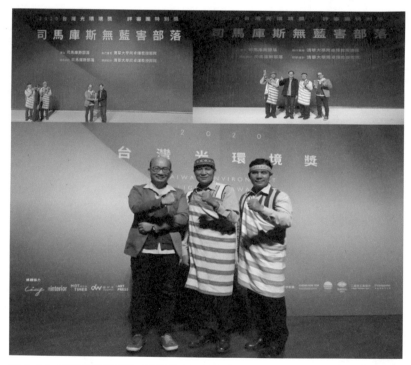

圖 5-14　司馬庫斯部落無藍害照明，榮獲台灣光環境獎──評審團特別獎。

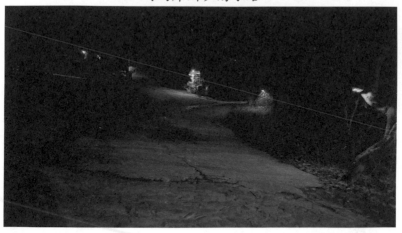

司馬庫斯夕陽小路

圖 5-15　司馬庫斯夕陽小路；在這裡，低頭看夕陽餘暉，抬頭望浩瀚銀河星空。

司馬庫斯的夕陽小路──曾經被嫌暗的燭光三瓣燈

　　話說 2019 年 7 月，司馬庫斯無藍害燭光照明，啟用那一天，發生了一件小插曲。

　　「老實說，這燈有點暗，希望以後可以開發更亮一點的。」

　　為了這啟動點燈儀式，部落的老老少少，能來了全都來了；在祝禱、歌唱之後，先有頭目致詞，後有牧師致詞；牧師提到，這燈還是有點暗。

　　「是啊，是暗了一些，但重點不就是要暗一點嗎？如此，才不會有光害，才不會汙染夜空，才不會破壞夜間生態，尤其是飛蛾、蝙蝠、貓頭鷹等夜間動物。」我腦袋不斷打轉

著，猶記得牧師，還特別希望這燈，要對昆蟲友善才好。

「大家幫忙，雖然這燈有一點暗，等一下倒數十秒的時候，大家總是要配合一下，歡呼一下。」

就在太陽快要下山之際，負責主持儀式的文化青年部長拉互以，語帶幽默的提醒大家，不要被這燈光的暗給嚇到了，否則送醫下山，很不方便；此外，就是希望大家配合歡呼，熱鬧一下。

當下，我真的感覺被打臉了。

雖然，更亮的第 1.5 代燈片，也早就有了；第二代，再更亮的，也是指日可待；只是，真的還要更亮嗎？從年初，就送上來一些燭光三瓣燈，試用了幾個月，不是引發了熱烈迴響嗎？因為特別的美，期間，還被偷走了一盞，不是嗎？

經過了幾個月，部落族人，真的還是感覺太暗，不能適應嗎？

這個問題，自此，就一直困擾著我；同時間，我也開始加快開發的腳步，並且，兵分兩路；一路是，設法讓現有的燭光 OLED 燈片更亮；另一路是，用原本就會很亮的 LED，做成完全無藍光的燭光。

就這樣，經過了兩年，完全無藍光的燭光 LED，終於出爐。

2021 年，計畫給部落，送上這些更亮許多的燭光 LED 燈泡；在正式採用之前，我寄了小顆與大顆兩種燈泡，各一

些，讓部落先試用、評估；得到的回應是，他們希望是大顆的。

在接續的勸募當中，人在英國倫敦的大學同學，也因高度認同，率先捐了 5 萬元，要購買這些燈泡，送給部落。

「我們不打算使用這燈泡。」再過了一陣子，負責聯繫的拉互以回覆，他們不打算使用這燈泡，原因是，他們已經習慣了原有的燭光三瓣燈。

其實，無藍害的燭光景觀路燈，煞是漂亮；這獨特又得過獎的三瓣燈，透露著我們專利的燭光 OLED 光色，結合了部落青年入山蒐尋、扛拾回來的「木筍」，一種狀似虎頭蜂窩造型的朽木燈罩，完成了著實令人驚豔的作品，是值得一提的；司馬庫斯部落，更因此，多了一個可以述說的傳奇故事，都是真實的。

若有續集，那應該是部落室內的燈光，入夜之後，還是釋放著摻藍的黃光。

謎樣的近視成因 ──眼睛科學缺很大

從表象上，我們知道，長時間、近距離、看小處，包括看細小的字體、音符、圖案、針孔、線路，非常傷眼，容易產生近視。

也是從表象上，我們看到，近視者的眼球外凸，水晶體變胖，眼軸變長；如果只是這樣，經過矯正後，像是配戴眼鏡、隱形眼鏡、雷射切割，便可以再次清晰看見。

若再仔細一點觀察，近視者的視網膜細胞，尤其是靠近正中央處的，部分呈現凋亡；緊貼在其背後，從事後勤工作的脈絡膜，也是變薄；這可以用來解釋，為什麼近視的人，吃光比較重，也就是，需要比較亮的光線，才能將事物看清楚；隨著近視度數的加深，這個現象，變得更為顯著；這也是為什麼，近視的人不宜擔任飛行員。

科學家發現，在重度近視者的視網膜當中，負責藍紫光的 S 錐細胞，萎縮、凋亡最多；這也是為什麼，重度近視者，除了吃光很重之外，吃藍光更重，在使用富含藍光的白光看書或看東西時，需要特別的亮。

然而，我們的研究發現，白光裡頭的藍光，對幫助看清楚這件工作上，幾乎是沒有幫助的；當我們將白光裡頭的藍光濾除，所留下的橘黃光，依然可以讓人清晰看見；曾有中醫師發現，白熾燈泡檯燈，比較護眼，應該是可信的；它少藍偏黃的光色，至少要比含有紫光又多藍光的日光燈，要好太多了。

此外，白光或黃白光裡頭的藍光，依然是氧化性壓力，與氧化性廢棄物的主要製造者；既然是「成事不足，敗事有餘」，還留著藍光做什麼？又還為什麼要繼續使用白光照

明？

　　在多年、持續的研究之後，就在最近一年，在期刊論文撰寫的時候，我們發現，就算經過視力矯正，重度近視的人，在使用白光看小字體時，需要比常人更高許多的亮度；尤其是他們的副眼，吃光特別重；這個發現，或許可以用來解釋，為什麼重度近視者，容易罹患像是視網膜破裂、剝離等重大眼睛疾病，而且，多數發生在他們的副眼。

　　儘管如此，科學界，還是尚未解釋，水晶體是怎麼變形、變胖而回不去的，是水晶體的組成蛋白，因為照光太久，而部分硬化變了質？還是牽動水晶體的睫狀肌，因過度使用、疲勞，而產生了局部的永久變形？如果，科學界在這方面，有了答案，那麼，人類就可以有機會，可以更有效的來預防近視。

前瞻研究

為什麼東方人比西方人近視多？

　　我們發現，東方人近視的，比西方人多；其中，位在東亞的台灣、香港、大陸、韓國、日本，以及位在東南亞的新加坡，其近視人口比例，特別的高；這些地區，有一個共同的特點，那就是，所使用的華文、韓文、日文，都是內向型的方塊文字；這跟英文等外擴型的拼音文字，迥然不同。

方塊文字的問題

在所有的方塊文字裡頭，「繁體」中文，筆劃之多，更是獨樹一格，是引發近視的主因之一。

在內向型的方塊文字裡頭，每一個字，都需在大小相同的空間裡完成，無論是幾個筆劃；在筆劃少的時候，一筆一劃，都可優雅的分布、散開，容易判讀、辨識；當筆劃越來越多的時候，原有的空間，便顯狹窄、侷促，而越來越難以辨識；若是字體外型，又極其相似的時候，則越發增加「識字」的困難，如 P.220 圖 5-16 所示。

舉例來說，同樣一個大小的方塊裡頭，最輕鬆、最容易判讀的，像是只有一筆畫的「一」、「乙」；兩筆畫的「二」、「十」、「丁」，都也容易辨識。

到了多筆畫之後，辨識的困難度，便開始增加；像是「開」、「關」、「閉」、「閣」，就得要勞煩睫狀肌緊縮一下，讓水晶體胖厚一點，才能從「門」內「細小」的不同，看出端倪，辨出差異。

若再將「閣」、「闔」、「閡」，擺在一起，就會了解，為什麼我們的眼睛，會那麼的痠澀、疲累，而腦門，也一直在燒腦！

以下這些字呢？「繹」、「譯」、「驛」、「嶧」、「懌」、「曎」、「瓂」、「醳」、「燡」……，如何發聲？又怎麼辨識呢？如果，原本是四號的字體（英文的 14 號字），此時，

可辨識的空間，便縮小成八號的字體（英文的 5 號字）。

根據我們與台大以及曙光女中的聯合研究，當書本的字體，從英文的 12 號字，縮減為 7 號時，已經大幅增加辨識的困難，需要相當明亮的光線；若是從 14 號字，縮減為 5 號，則更將大大增加辨識的困難，大量增加眼睛的負擔。

小一、小二必修的注音符號，最小可以到 6、7 號字，是小學生開始近視的重要原因之一。繁體中文，筆劃太多，筆劃距離太近，辨識不易，書寫時更傷眼，也是近視與近視逐年加重的重要原因之一；在此，建議有幼兒的家長，先不要讓小孩練習寫字，除非是用毛筆，或除非是寫英文，以免提早近視。

繁體中文，有許多字的筆劃，真還不少，擁擠難辨；在書寫時，問題只是變得更嚴重，比單純的閱讀，更嚴重許多；此時，睫狀肌要更緊縮，讓水晶體變得更短更胖，好讓光線集中在更少數的視網膜細胞上，以在窄小的空間裡，完成高難度的筆劃鋪排，如下頁圖 5-17 所示。

少數的眼睛細胞，在同一個平面的小區塊上，重複近距離的往返掃瞄，怎麼會不過勞？加上藍光的摧殘，怎麼會不凋亡？

想想看英文字，在書寫時，由左到右，一路寫去，無需駐足，眼睛未曾在同一小區塊裡徘徊；在表達文字時，一個字，可以是一個字母，可以是兩個字母，三個字母，四個、

五個，需要就加，沒有限制，是屬於外擴型的，有長有短，可長可短，如右頁圖 5-18 所示；因此，就算是用 7 號字編撰的書，平均每個字的長度，都遠遠超過 12 號的字體許多，非常容易辨識、研讀，而較不傷眼；加上，英文等文字，可以直接看著發音，而容易閱讀、朗讀，不燒腦，完全不像中文字，要靠經驗、要靠記憶。

內向型文字

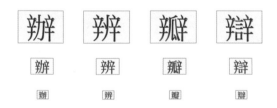

圖 5-16　內向型的中文繁體字，在筆劃多的時候，又字體變小的時候，令人難以清楚辨識，增加眼睛負擔。

筆劃多、注音符號小可能是台灣人高近視率主因之一

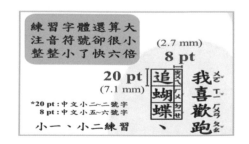

圖 5-17　小一小二的國字字體雖大，注音符號卻是很小，加上筆劃多時，要專注在窄小空間裡頭完成書寫，倍增眼睛負擔。

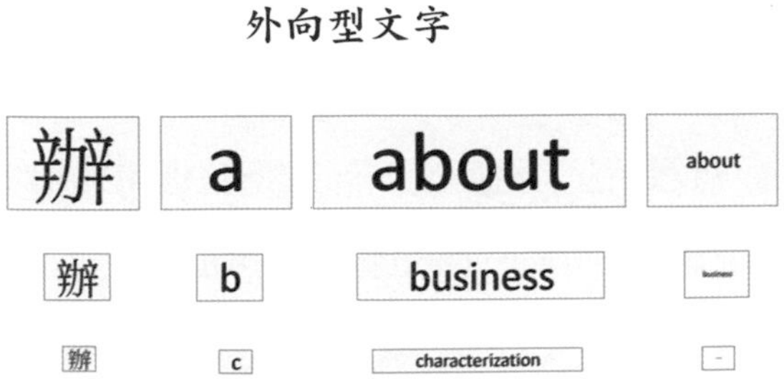

外向型文字

圖 5-18　外向型的英文字，可視需要加長，不會只侷限在一個固定的格子裡，更不會在一個小格子裡，塞進一堆筆劃，擁擠難辨。

為什麼常看電視容易近視？

看電視容易近視，跟「同平面、近距離、看細物」有關，另外，再加上電視螢幕的強光催逼；跟世界其他地方不同，台灣的電視，一直有字幕，養成大多數人看字幕的習慣，應該說是「壞習慣」。

表面上看起來，字幕上的字體不小；但是，拉開一個距離之後，就等同是看小字一般，難以解析、難以看清楚；只是，比起近距離看，遠距離看電視，還是好一點，那就是，會曝照到較少的光線，而引發較少的光氧化反應；相反的，近距離看電視，會曝照較多的光線，更容易造成視網膜不可逆的傷害。

「不要太近看電視。」

因此之故，大人常常告誡的，「不要太近看電視」，是

對的，可以避免過強螢幕光線的曝照；只是，遠距離看電視的時候，還是要避免看字幕，除非聽不懂的外語片。

偶而，我跟兒子，會一起看個電視；他可以接受邊看邊聊，但不是一直的聊，因為會妨礙他聽電視，錯過裡頭的對話、情節；他的聽力，出奇的好，就算是英語的影集，他還是偏好用聽的；有些時候，情節緊湊又對話快速，除了語意深奧費解之外，字幕翻轉太快，我會看不清楚，也就因此常常錯過精彩，只好趁著節目沒在對話的「空檔」，很快地問問兒子。

如果，我們可以多多訓練聽力，就可以替代部分的視力，減輕眼睛的負擔。

為什麼用燭光比白光看得清晰？

自從燭光 OLED 發明以來，特別是經過繁複的測試之後，我知道，用燭色光看書，會比用白色光看書，來得清晰；此外，同樣是要看清楚，燭色光所需要的亮度，就是比較低；若是在一樣的亮度下，則燭光可以讓人看得更清楚，看清楚更小的字體。

為什麼用燭色光，會比用白光，容易讓人看得清晰？這是因為，燭色光裡頭沒有藍光，沒有幫倒忙的藍光；而白光裡頭，有很多藍光；前面提到，在文字的判讀、辨識上，藍光經常是幫不上忙的，有時候，還是幫了倒忙，就因為它那製造超高氧化性壓力的本質。

為什麼戶外活動可以減少近視？

人在戶外，視野寬廣，跟在室內，在書桌前，在電腦螢幕前，非常不同；人在戶外，所見景物，有遠、有近，有亮、有暗，睫狀肌不用再一直處於緊縮、繃緊的狀態，水晶體也不用一直維持在短胖的情況下，而被「光硬化」定型；同時，視網膜啟用了不同的細胞，分擔了原有細胞的工作，讓原有的細胞，可以休息、排毒、消炎、修補。

這個時候，且讓我們，再上山一次，來去司馬庫斯部落，拜訪部落族人，看看他們的視力狀況。

「周教授，上次談到的近視人數，要再加 3 位。」

2022 年 1 月的農曆年前，我上山了解燭光燈夕陽小路的狀況；期間，文化青年部長拉互以告訴我，部落近視的人數，要再加 3 位。

2021 年 11 月 19 日，新聞媒體報導，我們捐贈了一批防藍光眼鏡，給司馬庫斯部落，如下頁圖 5-19 所示；當時，拉互以表示，住在部落的族人，有 190 人，其中 8 位近視，都是大人；他後來發現，應該再加 3 位，都是嫁到部落的媳婦，因為戴隱形眼鏡，所以不知道她們有近視。

「我是在國三的時候，開始近視的，當時，為了升學考試，拼命的 K 書。」拉互以是部落第一個取得碩士的青年，他告訴我，他原本沒有近視，直到國三那一年。

司馬庫斯的孩子

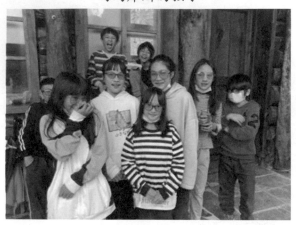

圖 5-19　司馬庫斯的孩子；部落的近視率，非常的低，原本是 4.4%，後來是 5.8%，三位嫁過來的媳婦，都有近視，只是因為帶著隱形眼鏡，而被文化部長拉互以給漏算了；部落的低近視率，是值得學習的。

　　澳洲的調查研究指出，對 12 歲的學童而言，戶外活動有益護眼，室內運動則否；對 6 歲的學童而言，則沒看到戶外活動的護眼效益；由於這項研究，乃採問卷方式進行，並非建立在量化的基礎上，因此，這些調查結果，還不足以下定論；各界的各種推論，也僅是推論，我們需要謹慎看待，並期望未來，有更進一步的研究進展。

　　相對於台灣 9 成的近視率，司馬庫斯部落的近視率極低，約 5.8%，不到 1 成，遠低於世界的平均值，為什麼？這是值得我們深入思考、虛心學習的議題。

制定新的照明規範

全世界的照明規範，都是誰在制定的？

許多地方，特別是公家機關、公共場合，動不動就被檢測出「照度不夠」，並被要求加燈管、加燈泡，否則，會遭提報、處分。

你認為這是什麼道理？太暗不行，太亮就沒關係？太暗並不會傷眼，太亮卻會；太亮會傷眼又會傷身，但為什麼不罰？

如果，讓賣瓜老王來制定每人每天每餐要吃幾份瓜果的話，那麼，瓜果還會少嗎？是不是三餐都要瓜果相見，否則開罰？

如果，是賣鹽順仔在規範每人每天鹽巴的攝取量，那麼，湯菜粥飯還會淡嗎？結果造成的中風、水腫、洗腎，是他在承擔嗎？

如果，學校、工廠、辦公處所、公共場合等，應該多亮，是由賣電燈泡的「愛迪生們」在協商，那麼，他們認為的太暗，就是一種罪，就是要罰，直到他們認為夠亮為止；至於，太亮呢？未曾聽說有誰有過異議，或要開罰的。

這不是人類史上唯一的商業陰謀，只是，受害的人，遍及全球，受害時間，長達百年，而且，還在延燒；如果，這不是一個嚴肅的全球性議題，那麼，我就不知道什麼才是了？

「現有的照明規範，是誰訂的？」這是你、我，應該要追問的。

來到今日，已經有越來越多的人，明確知道，不是太暗，而是太亮，才會造成眼睛的疾病；有知之士當中，也有人開始行動，撤換不當的燈光、燈具；但是，持續在受害的，還是佔了絕大多數，除非我們翻轉、修正這錯誤的規範。

2022 年 3 月 18 日，一位我在密西根大學的學妹教授，偕同她的博士班學生校長、主任來訪，洽談如何挽救學童的近視危機。

這次，我特別安排了一場燭光便當宴與會議；會前，先幫大家測一次「視讀亮度」，約一個小時後，再測第二次。

你可以猜測得到的是，經過了一個小時的「暗適應」，每個人所測到的「視讀亮度」，都比第一次的低，而且低很多，甚至，展現跟小學生一樣的貓頭鷹視力。

這是合理的，因為，就算是大人，也是很少使用暗視覺細胞；而這些細胞，依然是健康的，完全可以正常運作；因此之故，一旦經過「暗適應」，啟動「暗視覺」，就算是有近視的大人，仍然可以輕鬆視見，尤其在使用燭光照明的時候。

席間，一位國小校長，有感而發，他說：「之前，每每我們這些老師，在踏進教室的時候，都會要求學生，將燈打開、照亮。」如今，他明白了，原來我們是有暗視覺的。

我補充說明了一下，任何人，從亮處走入暗處，總要適應；而相較於亮適應，暗適應是需要比較多一點的時間；而這時間，也是因人而異，特別是因年紀而異；總之，就是要優雅，放慢一點，給自己一點時間，一點緩衝的時間，就好看見。

這位校長，有3個優秀的孩子，都是我們的校友、學生；關於燈光，他特別有感，像是他的辦公室，就經常被要求要再加燈，否則就通不過照度要求，會被提報；孩子小的時候，也被他要求，要亮一點看書。

當他聽到，電子夜光曝照，深夜唸書，也會妨礙褪黑激素分泌，而至妨礙成長激素分泌，妨礙長高，他無法更同意了，因為他那書唸得最多、最晚，唯一進入資優班的兒子，就是最嬌小。

當我們知道，過亮的燈光，就是會造成種種的傷害時，某種「公權力」，卻不時在盯著，逼著人們，持續吞下這「光毒」；我們不禁要問：「照明規範，是誰訂的？誰該負責？請站出來，說清楚，講明白」。

照明標準問題

目前的國家標準，如下頁表格所示；以學校為例，單單教室的照度，就出現極其模糊的空間，它的照度範圍，可以從 200 到 750 勒克斯。

學校

場所	照度（勒克斯）
精密製圖，精密實驗，圖書館	300～1,500
教室，圖書閱覽室，教職員休息室，體育館	200～750
演講大廳，禮堂，衣物間，走廊，樓梯，休息室	75～300
倉庫，安全梯	30～75
通道（夜間使用）	2～10

辦公場所

場所	照度（勒克斯）
辦公室（精細工作），設計，製圖	750～1,500
辦公室，會議室，主管室，電腦室	300～750
走廊，樓梯，廁所，茶水間，盥洗室，浴室	100～200
安全梯	30～75

這樣大的差異範圍，不會引起你的懷疑嗎？

如果，200 勒克斯就可以，又為什麼要 750 勒克斯呢？又如果，750 勒克斯才好看見，為什麼會允許 200 呢？

這個教室照度，指的是什麼？如果，指的是抵達學生桌上的照度，那麼，它指的是前排、中排，還是後排呢？靠中央，還是靠兩邊呢？

沒錯，你應該繼續問下去：這個照度規定，是針對白光嗎？一定要純白光嗎？還是藍白光或黃白光都沒差？是針對日光燈，還是 LED 燈呢？

如果沒有特別針對誰，什麼光都可以，那麼，日光燈可是有紫光以及深藍光的呦！可以使用無紫光、低藍光的白熾

燈嗎？如果可以的話，白熾燈可就不是純白光哦！

此時，真的好想知道，古代的中、西書院，孔子、蘇格拉底講課的教室，是如何採光的？他們沒有明亮的電子照明，課還是照上，字還是照寫，完全沒有處處四眼田雞的奇特景象；他們從來沒有教室太暗的問題，沒有被投訴，更沒有被開罰。

「現在的校長、老師難為啊！學童的家長，動不動就要求教室加亮。」

全球人口的大近視，不就是在電燈發明之後開始的嗎？現今，全球日益攀升的近視率，台灣日益攀升的重度近視率，不就是在教室照明，越來越亮之後，開始的嗎？我們還要再將教室燈光加亮嗎？到底是家長眼睛不好，看不見，需要吃重光，還是孩子呢？愛之適足以害之，不就是在講我們嗎？

「育嬰室更慘。」

為了符合政府的規定，托嬰中心、育幼院的室內空間，點得無處不亮；嬰幼兒們，就在粗暴亮光的摧殘下，辛苦的活著；再強調一次，這明亮過頭的燈光，真的是給孩子用的嗎？還是大人？還是單純為了遵照政府的規定，無奈被迫的？

2019 年爆發的疫情，迫使學童走上線上學習；巨量的3C 使用，變成「壓垮稻草的那隻駱駝」，讓原有的視力大崩壞，壞得更徹底罷了。

檯燈標準問題

國際社會已經知悉，燈光太亮會有危害，就算是看書的檯燈，也是一樣。

為了讓使用者「安心」使用檯燈，國際電工委員會（IEC），建立了一個指引，IEC／TR 62778，用以評估所有照明產品的「藍光危害」。

當中，所謂的「藍光傷害風險群組」，或應稱作「視網膜傷害風險群組」，共分成 4 個，分別是：風險群組 0（RG0）、風險群組 1（RG1）、風險群組 2（RG2）、風險群組 3（RG3），如下面附表所示。

視網膜傷害風險群組

風險等級	風險群組 （risk group, RG）	視網膜可曝照時間 （秒）	註解
0	RG0	> 10,000	無光生物危害之危險 (*)
1	RG1	100-10,000	不宜長時間直視燈源
2	RG2	0.25-100	不宜直視燈源
3	RG3	< 0.25	短暫直視也是危險

(*) IEC 這樣的註解，是會有誤導疑慮的，如果一個人連續辦公 4 到 8 個小時，亦即 144,000 到 288,000 秒，就有可能超過該燈具可允許的視網膜曝照極限。

當一個檯燈的光線，曝照到眼睛之後，如果超過 10,000 秒，而不會引起視網膜傷害的時候，則歸類為風險群組 0；

如果介於 100 到 10,000 秒，則歸類為風險群組 1；介於 0.25 到 100 秒，則為風險群組 2；少於 0.25 秒，則為風險群組 3。

這個時候，你會不會想知道，家中的檯燈，究竟是屬於哪一個風險群組的？RG0，還是 RG1？

如果是 RG0，那就代表至少可以安全觀看 10,000 秒；之後呢？可以看 15,000 或 20,000 秒嗎？這就沒人知道了，或是，知道的人沒說。（我的研究室，有儀器可以量測，如果你有興趣知道的話。）

1 個小時是 3,600 秒，因此，10,000 秒大約等於 3 個小時（10,800 秒）；平常，用這樣的時間來看書或辦公，應該是足夠了；只是，有時候，就是會不夠，尤其是考前，或是密集工作、加班時。

其實，你還要再問一個問題，那就是，上面只談來自檯燈的光線，若再加上頭頂上的日光燈呢？此時，更亮的光線，將再限縮真正可閱讀的時間。

好多地方，就像是我們材料系的辦公室，其頂燈照射下來，都比 RG0 的檯燈明亮，不用 3 個小時，就都用眼過度了；如果使用同樣的風險群組來評估，這些辦公室照明的風險等級，都應該是 RG1。

總之，科學是有在進步，光線傷不傷眼，是可以清楚量化的；除了檯燈，我們有權利也有義務知道，工廠、辦公室、教室、育嬰室照明，它們又處在哪一個風險等級？

更重要的是，要能明確知道，各個工作環境下，視網膜可曝照的時間，並做出傷害形成前的休息規範。

在這裡，我必須指出的是，若是依照國際照明規範，室內燈光，都要如此透亮，那麼，幾乎處處，都有風險，至少都是「風險等級1」；如果，這不是出自賣燈郎的陰謀的話，這豈不成了世界級的笑話？

進行中的研究

除了「越亮越好」這個錯誤觀念害到小孩之外，坊間還一直有個傳說，那就是「看綠色比較護眼」；受到這個說法的影響，許多教室的黑板，就換成了綠板；問題是，這是真的嗎？看綠板，會比看黑板清楚、護眼嗎？

綠板 vs 黑板

「綠板，黑板，誰護眼？」，這是今年曙光女中科學社，某一組的研究主題。

我研究室的碩士生，偕同曙光的學生，在執行這項研究的時候，是選在教室的最後一排，讓參與者，在一樣的光線下，看著綠板與黑板上，用白色粉筆書寫，一系列大小不同的「E」字，跟視力檢測類似，看最小可以看到幾號的字體。

實驗仍在持續進行中，但是，初步的實驗結果卻顯示，

看綠板比看黑板吃力；這應該是對的，跟預期相符；原因是，相較於黑板，綠板無法給予白色粉筆強烈的明暗對比，因此，怎麼看，就是比較吃力，看不清楚。

倘若，最後結果確實如此，也就是，綠板不如黑板，那麼，這個將黑板改成綠板的錯誤，真的就錯很大了！

為何會如此？為何白色粉筆寫在綠板上，明暗對比會比較差？

這是因為，在教室燈光照射之下，粉筆會反射出白光，有紅綠藍；而綠板，會反射出綠光，因此削弱了光色對比；相反的，黑板不太反光，因此，可以形成較強的明暗對比，因為沒有偏好的反射光色，而有較佳的光色對比。

「知錯能改，善莫大焉！」總之，如果綠板比黑板差，不利視力，不利學習，學校的綠板，可以再換回黑板了，但是，要不會反光的那種黑板才行。

至於，為什麼大家會以訛傳訛，說「看綠色比較護眼」？

雖然我有些看法，可以幫助解開這個迷思，但是，再等一等好了，等我們拿到實驗證據，再跟您分享。

黑板 vs 白板

當我在分享「黑板好還是綠板好」這個議題時，宋教授，我在密西根大學的學妹，跟她博士班的學生，也是北部某一國小的校長，立即聯想到，那白板呢？會比黑板好嗎？

緊接著，他們又想到，那白色電子螢幕呢？

近來，這些電子螢幕，在某些學校，逐漸的多了起來，不斷在取代投影機；除了比較貴許多之外，如果光線更強，不就更危險嗎？電子顯示螢幕，跟投影機投影比較，哪一個比較傷眼？

我曾經測過，如果沒有經過調整，電視機到達眼睛的照度，可以高達 5 個勒克斯，開燈看時更高；電影院呢？我曾答應出錢，讓學生去看一場電影，並加以量測，結果發現，電影院的前排，約是 3 個勒克斯的照度，中排約 1 個勒克斯，後排則在 1 個勒克斯以下。若是據此推論，布幕投影會比較安全，直接觀看電子螢幕，顯然危險很多，然而，我們還是必須再等待，用後續完整的數據來做確認。

還記得「黑屏白字」，或是「黑屏橘字」嗎？它就是比傳統的「白屏黑字」安全許多；因此，無論使用投影機，或是電子螢幕，我建議上課的老師，或是演講者，將電子教材、投影片，轉成此等「接近零光害」的黑屏，上頭的文字，轉成最為人眼友善的橘黃光，而不是白光，也不是綠光。

如果藍害是國安問題

「一個藍光，兩個傷害，它不分日夜傷眼睛，到了夜晚傷身體」。

　　「長時間」、「近距離」、「用亮光」、「用白光」、「看小字」、「寫小字」，是台灣長期「榮登」近視王國的一些主因；如果，將近9成的近視率，不是國安問題，將近3成的重度近視率，也不是國安問題，那麼，什麼才會是國安問題？

　　黃昏後入睡前的「電子夜光曝照」，是導致乳癌、攝護腺癌，快速攀升的主因；乳癌，曾經是奪走全球婦女生命的第一癌症，現在，已經成為奪走全球人命的第一癌症；「電子夜光曝照」，容易導致失眠，失眠年齡，可以來到兩歲多的幼兒；因為失眠，導致台灣人，每年要吞下9億顆的安眠藥；長期的失眠，又是三高、阿茲海默症的好發者。

　　白光當中的藍光，特別傷眼，入夜又特別傷身，此等嚴峻無比的「藍光傷害」，若不面對，若不將它視為國安問題，並以國家的力量來解決，那麼，民眾只能自求多福了。

　　根據以往的經驗，以上這些話，不多人聽得進去，政商界尤然，就因為無利可圖；或許，我應該換角度來說，提醒有影響力的人士，抗藍害可以是個事業，抗藍光相關的產品、技術，是全球人類迫切的需要，是有極大商機的，非常值得投入；況且，「好光」的發明，還有機會角逐諾貝爾獎的。

第六章

彩蛋——FAQ

何謂高度近視？

根據世界衛生組織（WHO）2015年的重新定義，近視度數500，就可以說是高度或重度近視；以前，要600度以上，才算是。

玻璃紙有效否？

只要是黃色或橘色甚至紅色的玻璃紙，都可以有效過濾藍光；效果多好，也跟玻璃紙顏色深淺有關；真正的效果，可以使用簡易光譜儀器量測。

因為可以濾掉藍光，所以，在一般天然白光照射下，玻璃紙會變成黃色；若再濾掉綠光，就會變成是橘色；等將黃色也濾掉，就會剩下橘紅。

紅光最好，是嗎？

以單色光來說，對人最友善的是橘光，不是紅光。

從單位亮度的角度來看，橘光對眼睛與褪黑激素的分泌最友善，潛在的傷害效度最低，或是，可安全使用的時間最長；其次是橘紅光與橘黃光，再其次是紅光與黃光。

若是照明用的光，對人最友善的是橘白光，其次才是黃白光，一般通稱黃光，實際上，「黃色」的照明燈光，是偏黃的白光，跟單色的黃光不同。

太陽眼鏡有濾藍光嗎？

　　一般的太陽眼鏡，或是稱作「墨鏡」，只要是灰色或黑灰色，它是什麼顏色的光都過濾，不是只有過濾藍光，因此，它會讓光線變暗，比較不會傷眼；換句話說，一般墨鏡的主要功能，是在減低亮度，不是過濾藍光。

　　若是配戴暗灰色墨鏡，在室內看 3C，或是開車進隧道時，會有光線不足、視線不良的問題；若要室內外兩用，建議選擇橘黃或橘色鏡片的太陽眼鏡。

　　藍色或是紫色鏡片，則非常不宜配戴，因為，它是將對人友善的光色拿掉，留下最不友善的部分。

變色眼鏡有濾藍光嗎？

　　跟墨鏡一樣，變色眼鏡沒有單獨過濾藍光的功能，它是在強光下，在變成暗灰色之後，有降低整體光線強度的功能；在室內，看 3C 時，沒有護眼功能。

　　我們最新得到的資訊是，無論是哪一種品牌，灰色系列的變色眼鏡，其在戶外的護眼倍數，約略在 2 到 5 倍之間，若是藍色系列，則是最差，僅有 40% 的效果；但這些，都跟 20 倍護眼的防藍光眼鏡，相去甚遠，真的很令人失望。

全視線眼鏡有濾藍光嗎？

全視線眼鏡，其實也是變色眼鏡，只是換個稱呼而已，換成一個更吸引人的稱呼，但是，沒有想像的那麼神奇。

濾藍光近視眼鏡？

有人近視，需要配戴近視眼鏡，又因為長時間用電腦，需要濾藍光，因此，希望二合一，也就是，有度數的鏡片，可以再加上濾藍光的功能；這在技術上，完全沒有問題；在實務上，會有幾個問題，第一，在近視鏡片上鍍膜，難以掌握「護眼效果」；第二，鍍膜容易磨損、脫落；第三，需要客製，較耗時、昂貴；第四，近視度數改變、加深之後，則必須更換。

變通之道，可以使用磁吸式多框合一鏡架，一個框裝近視鏡片，一個框裝防藍光鏡片，就沒有夾片會顯突兀的違和感。

濾藍光隱形眼鏡？

「隱形眼鏡，能否有濾藍光功能？」有人近視，不愛戴眼鏡，因此配戴隱形眼鏡，但是，為了可以濾藍光，而問我這個問題，我的答案是：可能有，但是，要先檢測，才會知道有無效果。

有一家廠商，說他們開發有濾藍光的隱形眼鏡，想要找我合作，做他們的代言人，問我可否？我的回答是：可以，但是，要先讓我檢測看看，以確認有效；結果，對方不肯讓我檢視。

LED 燈有藍光嗎？

常常聽到有人在問：「LED 燈有藍光嗎？」

答案是，只要是白光，就會有藍光，無論它是 LED、OLED 或 CFL，因為藍光是白光的基本組成；如果是黃白光，它的藍光會比較少，但是，還不見得夠少，尤其要長期看書或辦公的時候，藍光還要更少；入夜的照明，就不要有藍光，應該選擇像燭光或是油燈光的橘白光。

護眼檯燈？

護眼檯燈百百款！

有的檯燈，因為只是不頻閃，就聲稱是護眼檯燈；有的只是不眩光，就聲稱是護眼；有的只是照光面積大，就聲稱是護眼；所以，下一次，追問一下，他們所謂的「護眼」，指的又是什麼？

現在，我們知道了，護眼不護眼，還要看它的光色，是富含藍光的白光，還是不含藍光的橘白燭光？護眼不護眼，還要看它的亮度，是否明暗可調？護眼不護眼，最後，還要

看它能夠讓人持續看多久，而不會損傷視網膜？

總之，真正的護眼檯燈，必須是無頻閃、無眩光、平面光、無藍害、明暗可調、視網膜可容許曝照時間夠長。

3C 有藍光沒紫光

3C 螢幕的背光，乃是由紅光、綠光與藍光所組成，因此，有藍光，而沒有紫光。

市面上，一大堆幾乎透明無色但聲稱「防藍光」的眼鏡、夾片、貼膜、保護鏡，就算是可以過濾紫光，還是沒能過濾 3C 的藍光，「3C 藍害」依舊未減；黑心商品一籮筐，切勿再上當。

用燭光看書會否太暗？

簡單的說，如果使用恰當，用燭光看書，不會太暗；尤其回想：「秉燭都能夜讀」、「鑿壁借光都能看書」，就會知道；這是因為，人有「夜視細胞」。

用燭光看書會不習慣？

人們在用慣白光之後，當然會不習慣燭光；向來喜愛燭光的人，也是憎惡白光；關鍵是，白光傷眼，入夜傷身，為了護眼、顧健康，還是要遠離亮白光線，建立使用真正友善光源的好習慣。

　　其實，革除「日暗夜亮」壞習慣，建立正確用光好習慣，也用不到幾天的時間，這比起戒毒、戒賭、戒菸、戒酒、減肥，要容易太多了。

電視濾藍光後還能看嗎？

　　「電視濾藍光後還能看嗎？」有人認為，用這個問題，可以考倒我；我要反問的是，考倒我之後，就可以忽略藍光傷害了嗎？

　　如果，起初的黑白電視，大家都可以看得津津有味，完全沒有任何一丁點的違和感，後來剛出來色彩不怎樣的彩色電視，大家還是喜歡，那麼，濾藍光之後的電視，為什麼不能看？電視能不能看，重點是在於節目內容精彩不精彩。

　　其次，專家知道，只要 70% 的色彩飽和度，就足夠了。

　　實際上，在過濾電視藍光的時候，就算是過濾掉 90%，剩下的 10%，也是會人眼充分看見藍色；結果，藍天依舊是藍天，碧藍海岸依舊碧藍，回家試試便知道。

濾了藍光怎麼繪圖、設計？

　　這個問題，有很多人問，卻也很容易處理；如果配戴的是可掀起式的防藍光夾片，那麼，就在選配、判讀顏色的時候，掀起夾片便是；如果配戴的是防藍光墨鏡，就暫且拿下便是；等待選配、判讀顏色完畢之後，再放下夾片或戴起墨

鏡，繼續對抗藍害的護眼工作。

太暗看書會不會傷眼？

跟太淡不會傷腎一樣，太暗不會傷眼；如果食物太淡，慢慢咀嚼，香甜美味還是會在舌尖綻開；如果光線太暗，稍微等等，暗視覺隨後就會完全啟動，可以看得見，又不傷眼。

吃葉黃素有沒有用？

吃葉黃素有沒有用？不要問賣的人，要問吃過的人，就會知道。

吃葉黃素有沒有用？有什麼用？保護眼睛？保護黃斑部？

如果黃斑部是因為 3C 太亮、看太久而受傷的，吃葉黃素怎麼保護黃斑部呢？要避免黃斑部受傷，不就是 3C 不要太亮、不要看太久嗎？難道是吃了葉黃素之後，黃斑部比以前更神勇，變有金剛不壞之身？當然不是。

「決戰境外」，將 3C 藍光有效擋掉、過濾掉，至少不讓它大量進入眼睛，我們的黃斑部，自然可以應付，才是上上策。

各種防藍光產品功效如何？

APP 藍光過濾器（較有效的一款）

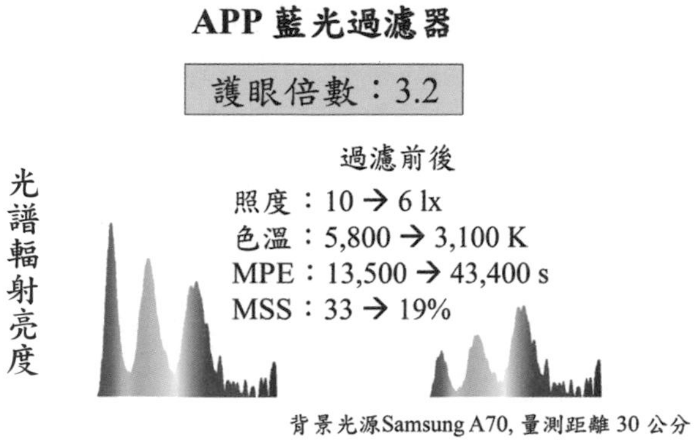

APP 藍光過濾器

護眼倍數：3.2

過濾前後

光譜輻射亮度

照度：10 → 6 lx
色溫：5,800 → 3,100 K
MPE：13,500 → 43,400 s
MSS：33 → 19%

背景光源Samsung A70, 量測距離 30 公分

圖 6-1　手機濾藍光 APP，有的是有過濾一些藍光的功能，有的是以降低整體亮度為主，並非真正過濾藍光；判斷有無濾藍光的方法，就是看：（1）螢幕有無由白變黃，（2）光譜中的藍色波峰有無降的比較多，（3）色溫有無由高變低。

有效的防藍光眼鏡（橘黃色）

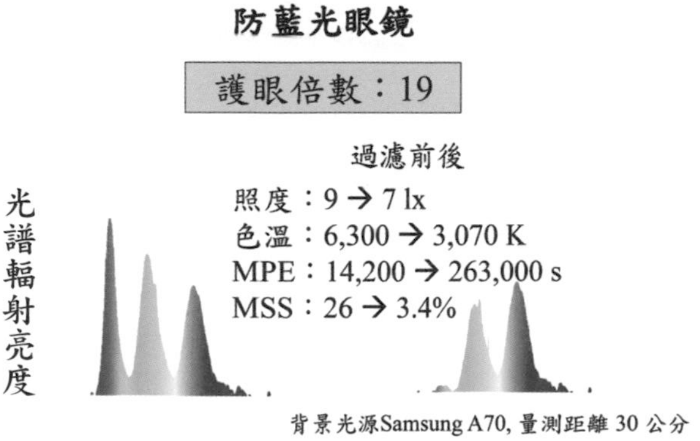

防藍光眼鏡

護眼倍數：19

過濾前後

光譜輻射亮度

照度：9 → 7 lx
色溫：6,300 → 3,070 K
MPE：14,200 → 263,000 s
MSS：26 → 3.4%

背景光源Samsung A70, 量測距離 30 公分

圖 6-2　護眼倍數19的防藍光眼鏡；根據前述原則來判斷，是屬有效，（1）鏡片呈現橘黃色，（2）藍色波峰下降最多，（3）色溫從 6,300 降到 3,070K。

無效的防藍光貼膜（幾乎無色）

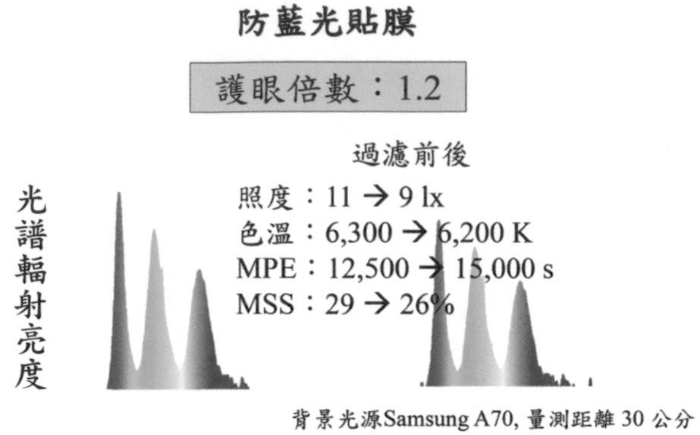

防藍光貼膜

護眼倍數：1.2

過濾前後

光譜輻射亮度

照度：11 → 9 lx
色溫：6,300 → 6,200 K
MPE：12,500 → 15,000 s
MSS：29 → 26%

背景光源 Samsung A70, 量測距離 30 公分

圖 6-3　某一市售防藍光貼膜；根據前述原則判斷，應屬無效或低效，（1）貼膜幾乎無色，（2）藍色波峰相對未變，（3）色溫從 6,300 微降到 6,200K。

有效的螢幕保護鏡（黃色）

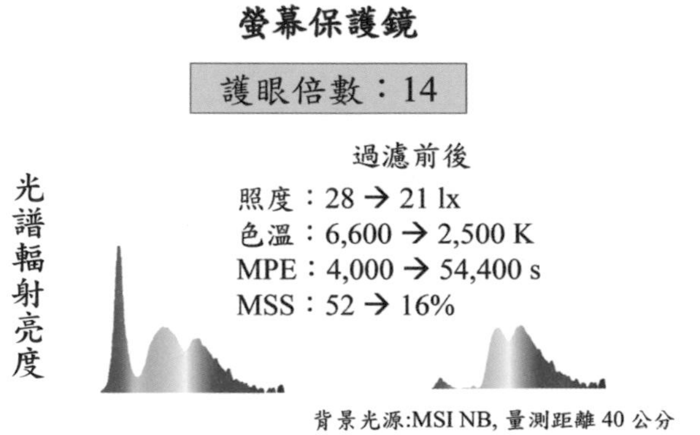

螢幕保護鏡

護眼倍數：14

過濾前後

光譜輻射亮度

照度：28 → 21 lx
色溫：6,600 → 2,500 K
MPE：4,000 → 54,400 s
MSS：52 → 16%

背景光源:MSI NB, 量測距離 40 公分

圖 6-4　護眼倍數 14 的螢幕保護鏡；根據前述原則判斷，是屬有效，（1）鏡片為黃色，（2）藍色波峰下降明顯，（3）色溫從 6,600 大幅降到 2,500K。

手機夜間模式效果不彰

手機夜間模式

護眼倍數：2

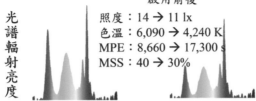

光譜輻射亮度

啟用前後

照度：14 → 11 lx
色溫：6,090 → 4,240 K
MPE：8,660 → 17,300 s
MSS：40 → 30%

背景光源: iPhone 10, 量測距離 30 公分

圖 6-5　2 倍效的夜間模式；（1）顏色變黃，（2）藍色波峰減了一些，（3）色溫從 6,090 降到 4,240K。

手機暗黑模式非常有用

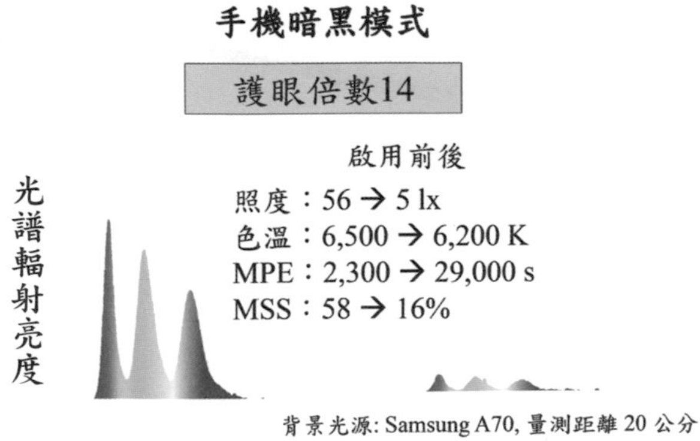

手機暗黑模式

護眼倍數14

光譜輻射亮度

啟用前後

照度：56 → 5 lx
色溫：6,500 → 6,200 K
MPE：2,300 → 29,000 s
MSS：58 → 16%

背景光源: Samsung A70, 量測距離 20 公分

圖 6-6　非常有效的暗黑模式；它的功效，主要來自亮度的改變，從原有的 56 勒克斯，巨幅下降到 5 個勒克斯；基本上，未用到其他功能。

國家圖書館出版品預行編目資料

護眼,從用對光開始：防3C藍害專家教你保護眼睛的終極秘笈/周卓輝作. -- 初版. -- 臺北市：商周出版, 城邦文化事業股份有限公司出版：英屬蓋曼群島商家庭傳媒股份有限公司城邦分公司發行, 2022.07
　　面；　　公分

ISBN　978-626-318-314-8（平裝）

1.眼科　2.眼部疾病　3.視力保健

416.7　　　　　　　　　　　　　　　　111007745

護眼，從用對光開始：防3C藍害專家教你保護眼睛的終極秘笈

作　　　者／周卓輝
責任編輯／黃筠婷

版　　　權／江欣瑜、林易萱、吳亭儀
行銷業務／林秀津、黃崇華、周佑潔
總　編　輯／程鳳儀
總　經　理／彭之琬
事業群總經理／黃淑貞
發　行　人／何飛鵬

法律顧問／元禾法律事務所　王子文律師
出　　　版／商周出版
　　　　　　台北市中山區民生東路二段141號4樓
　　　　　　電話：(02) 2500-7008　傳真：(02) 2500-7759
　　　　　　E-mail：bwp.service@cite.com.tw
　　　　　　Blog：http://bwp25007008.pixnet.net/blog
發　　　行／英屬蓋曼群島商家庭傳媒股份有限公司城邦分公司
　　　　　　台北市中山區民生東路二段141號2樓
　　　　　　書虫客服服務專線：(02)2500-7718 · (02)2500-7719
　　　　　　24小時傳真服務：(02)2500-1990 · (02)2500-1991
　　　　　　服務時間：週一至週五09:30-12:00 · 13:30-17:00
　　　　　　郵撥帳號：19863813　　戶名：書虫股份有限公司
　　　　　　讀者服務信箱E-mail：service@readingclub.com.tw
　　　　　　歡迎光臨城邦讀書花園　網址：www.cite.com.tw
香港發行所／城邦（香港）出版集團有限公司
　　　　　　香港灣仔駱克道193號東超商業中心1樓
　　　　　　Email：hkcite@biznetvigator.com
　　　　　　電話：(852)2508-6231　　傳真：(852)2578-9337
馬新發行所／城邦（馬新）出版集團　【Cite (M) Sdn. Bhd.】
　　　　　　41, Jalan Radin Anum, Bandar Baru Sri Petaling,
　　　　　　57000 Kuala Lumpur, Malaysia
　　　　　　電話：(603)90578822　　傳真：(603)90576622
　　　　　　Email：cite@cite.com.my

封面設計／徐璽工作室
電腦排版／唯翔工作室
印　　　刷／韋懋實業有限公司
總　經　銷／聯合發行股份有限公司　電話：(02)2917-8022　傳真：(02)2911-0053
　　　　　　地址：新北市231新店區寶橋路235巷6弄6號2樓

■ 2022年7月初版
■ 2023年2月初版3.7刷

定價／380元

Printed in Taiwan

城邦讀書花園
www.cite.com.tw